LA SORDITÀ

SIMONETTA MARAGNA

LA SORDITÀ

Un percorso educativo dalla scuola al lavoro,
dalle leggi all'integrazione sociale

Seconda edizione

EDITORE ULRICO HOEPLI MILANO

a mia figlia Francesca

via Hoepli 5, 20121 Milano (Italy)
e-mail: hoepli@hoepli.it

www.hoepli.it

ISBN 978-88-203-3812-1

Copertina realizzata da MN&CG S.r.l., Milano

Stampato da LegoDigit s.r.l., Lavis (Trento)

Printed in Italy

Indice

Prefazione

Questo libro è nato per rispondere alle richieste, che sempre più spesso mi sento rivolgere alla fine di seminari, lezioni e incontri, di avere il titolo di una pubblicazione che dia in qualche modo un quadro d'insieme sulla sordità: una condizione dalle molteplici sfaccettature. L'obiettivo infatti è quello di offrire ai genitori, ai logopedisti, agli insegnanti, agli operatori del settore, e in ultima analisi a tutti quelli che si avvicinano per la prima volta al mondo dei sordi, una chiave di lettura continuativa, senza segmentare i vari aspetti della sordità ma con una visione globale del bambino e delle varie fasi evolutive.

È dedicato a tutti i bambini sordi e a quelle mamme che hanno dimostrato che si può vincere il filo nero del destino, superando l'ignoranza, il pregiudizio, la paura della diversità; a tutti quei genitori che hanno accettato di percorrere strade nuove, che hanno scelto di utilizzare modi per comunicare inusuali e che hanno voluto ragionare prima di tutto con il cuore; a tutti quegli insegnanti che, come me, hanno avuto la forza di mettere in discussione la loro formazione teorica, rigidamente oralista, di fronte all'evidenza della facilità, della spontaneità e della naturalezza con cui i segni consentono di comunicare con una persona sorda e a tutti quei logopedisti che non si sono solo preoccupati di insegnare a parlare bene ai bambini sordi, ma li hanno guardati soprattutto come persone, con un attenzione particolare affinché il loro sviluppo cognitivo e socio-affettivo fosse equilibrato e sereno.

È dedicato, infine, a tutti coloro che, avvicinatisi alla sordità per caso e senza preconcetti, hanno immediatamente compreso che quelle mani che si muovono nell'aria sono un valido strumento proprio per imparare a parlare bene e quindi per essere integrati nella società degli udenti.

È bene che il lettore sappia subito, prima di addentrarsi nella lettura di questo manuale, che in Italia esistono due correnti di pensiero differenti sull'approccio alla sordità: una su posizioni di rigido oralismo (solo lingua vocale, esclusione totale dei segni), l'altra in una prospettiva bilingue (Italiano parlato e scritto e Lingua dei segni italiana). Io appartengo alla folta schiera di coloro che, pur venendo da una formazione rigidamente oralista, si sono convertiti al bilinguismo.

Nel volume viene chiaramente proposto un modello di educazione bilingue, cioè si ritiene importante che il bambino sordo venga precocemente esposto sia alla Lingua dei segni italiana che all'Italiano parlato. Questo approccio educativo, relativamente nuovo per il nostro Paese, riprende in realtà la tradizione dei grandi educatori dei sordi, ripercorrendo la strada tracciata da Silvestri, Assarotti, Pendola, Carbonieri: i segni acquisiti come prima lingua aiutano a imparare l'Italiano parlato e scritto.

L'altro aspetto da rilevare è che, pur lavorando ormai da tanti anni in questo ambiente, ogni volta che scrivo un libro finisco con l'imparare cose nuove, guardando la storia di questa comunità con occhi diversi e con ammirazione. Il manuale di Tommaso Silvestri, un caposaldo ottocentesco dell'istruzione dei sordi, è concepito e strutturato per insegnare l'Italiano a chi già conosce i segni e può in qualche modo appoggiare le strutture morfosintattiche e lessicali della lingua vocale su quelle spontaneamente acquisite della lingua dei segni. La figura di Giacomo Carbonieri, maestro dei sordomuti dotato di grandi intuizioni, viene lasciata cadere nell'oblio perché diede scandalo con un figlio illegittimo nell'ambiente degli istituti dominato da preti e suore, come ci racconta Renato Pigliacampo nel suo libro. Per poi arrivare in tempi più recenti alla proposta ventilata sotto il Fascismo (v. Zatini, F., 1998), che fa ancora accapponare la pelle, di sterilizzare tutti i sordi maschi per evitare le sordità ereditarie.

Andando avanti nelle mie ricerche mi rendo sempre più conto di comprendere solo in parte il mondo dei sordi con la sua cultura, le sue tradizioni, la sua lingua; ho però alcuni amici sordi, a cui voglio molto bene, che spesso mi prendono per mano e mi aiutano a capire i loro comportamenti, le loro motivazioni e a volte anche certi atteggiamenti che mi sconcertano. Tutto questo per dire che la diversità resta diversità, senza che in questo ci sia alcun giudizio. Anzi, frequentando assiduamente alcune persone sorde, ho vissuto con loro alcuni momenti di sopraffazione da parte di udenti ignoranti e presuntuosi, ma anche occasioni di grande soddisfazione e orgoglio quando emergevano alcune peculiarità legate alla sordità, come la capacità di vedere cose che gli altri non vedono.

Il mondo dei sordi è un mondo affascinante, composito, apparentemente facile perché tutto da vedere, ma in realtà difficile da capire veramente, al di là di una lettura superficiale, e mi auguro che questo manuale sia di aiuto agli udenti per avvicinarsi senza filtri al paese dei sordi.

L'elenco delle persone da ringraziare è lunghissimo, perché molti mi hanno aiutato direttamente e altri indirettamente. Vorrei cominciare con le persone sorde e con le mamme che, nel primo capitolo, con le loro testimonianze introducono il lettore nel cammino all'interno della sordità. Subito dopo desidero ringraziare; Valentina Balit, che ha realizzato le bellissime foto del libro; Giulia Li Destri e Virgina Volterra alla cui bibliografia ragionata ho molto attinto.

Un ringraziamento speciale a Katia Spampinato che mi ha aiutato nell'editing di questo volume e a tutte le persone sorde e udenti che da anni collaborano con me.

1
Quando nasce un bambino sordo

1.1 Gli adulti sordi ricordano

Che cosa è la sordità? Chi sono i sordi?[1] Come si può facilitare la comunicazione quando si parla con loro? Come vivono? Che cosa prevede la legislazione nei loro confronti? Come possono ottenere il rispetto dei loro diritti?

Non è facile rispondere a queste domande quando per necessità, mestiere o semplice curiosità si ha a che fare per la prima volta con una persona sorda. Esistono molte pubblicazioni cliniche sull'argomento, alcune sugli aspetti psicolinguistici, pochissime sulla didattica, nessuna su un approccio globale al problema.

L'obiettivo di questo libro è di offrire un quadro d'insieme delle problematiche e una serie di informazioni utili, suggerendo poi al lettore di approfondire i singoli aspetti che lo interessano con l'aiuto della bibliografia che accompagna ogni capitolo.

Il volume si apre con una raccolta di testimonianze, di voci di persone sorde, ma in alcuni casi sarebbe meglio dire di segni, che raccontano la loro vita con semplicità, dolore, amarezza, orgoglio: parole qui riportate con lo scopo di condurre il lettore in un viaggio virtuale all'interno della sordità, guardando le situazioni con gli occhi dei sordi, perché siamo convinti che il primo grado della conoscenza passi attraverso il cuore.

Noi udenti, intesi qui come genitori, logopedisti, ma anche insegnanti, tentiamo di immaginare il paese dei sordi, titolo di un indimenticabile film

1 In questo libro, quando parliamo di sordi, ci riferiamo a persone con sordità gravi o profonde, nate sorde o divenute tali entro i primi tre anni di vita.

sull'argomento, provando a tapparci le orecchie, e lo vediamo come l'universo del silenzio: senza voci, senza rumori; in ultima analisi senza suoni. Non è così. Ecco come Piero descrive la situazione, raccontando la sua storia.[2]

"È difficile per una persona udente capire veramente che cosa significhi essere sordi. Incredibilmente, la cosa che un sordo desidera di più è il silenzio. Il silenzio dalle amate e odiatissime protesi. Quando sei piccolo ti obbligano a portarle nella speranza di utilizzare anche il minimo residuo uditivo. Da adolescente te le togli di nascosto, cercando scampo a quel continuo rumore di fondo che accompagna la tua vita e che a volte ti fa impazzire. Poi da grande, quando metti sul piano della bilancia il vantaggio, che ne trai e i fastidi che provi, finisce che rinunci e le riponi nel cassetto: ricordo di una lotta perduta. Ma gli udenti, che cosa ne sanno?"

Noi udenti desideriamo che il bambino sordo diventi *normale*, vogliamo *aggiustare* qualcosa che è rotto, ci poniamo l'obiettivo che il bambino sia, nella lingua vocale, il più possibile simile al bambino udente. Così si punta tutto sul parlato, come se il *parlare bene* riassumesse in sé tutti gli aspetti della comunicazione e, perché no? anche dell'individuo. La prima cosa che viene sottolineata di un bambino sordo, quando viene presentato agli insegnanti, è che *parla molto bene*, *parla abbastanza bene*, *parla poco*, come se la competenza fonologica e in genere linguistica indicasse automaticamente intelligenza, vivacità culturale, forte personalità. Per nessun altro bambino viene sottolineato un solo elemento riconducendo poi a questo tutti i tratti della personalità. In nessun altro caso la competenza verbale diventa il primo parametro per dare un giudizio globale sulla persona, ma nella sordità questo avviene perché gli aspetti clinici (grado di sordità, età di insorgenza, diagnosi e terapia ecc.) hanno sempre prevalso su quelli educativi. Tuttora assistiamo a convegni in cui si parla contemporaneamente di educazione, scuola e impianto cocleare; una commistione poco corretta che non appare per nessun'altra disabilità. È come se a un congresso sull'educazione dei non vedenti si parlasse anche di trapianti di cornea oppure a uno sui disabili motori si presentasse l'ultimo modello di carrozzella, senza tener distinto l'ambito clinico da quello educativo. Ma per i sordi questo avviene. Così può succedere che la famiglia, su con-

[2] I racconti delle persone, i cui nomi sono inventati, sono qui riportati fedelmente: non deve meravigliare la ricchezza linguistica che da essi traspare perché molti di loro sono persone di livello culturale elevato che hanno voluto utilizzare la Lingua dei segni italiana, ritenuta la loro lingua naturale.

siglio degli esperti, insegua a tutti costi l'obiettivo di far parlare bene il bambino, come racconta Paola.

"Se penso alla mia infanzia, ricordo il tempo della mia giornata scandito in modo teutonico: scuola, logopedia, sport, compiti a casa con una signorina, che pazientemente cercava di ricostruire tutto quello che era stato fatto in classe e di colmare i buchi neri della mia mattinata: argomenti non compresi, parole sconosciute, modi di dire il cui significato mi sfuggiva, frasi sintatticamente complesse che mi portavano fuori dal seminato. E poi... ripetere, ripetere, ripetere fino all'ossessione, fino a quando non ero capace di esporre una lezione non solo in modo chiaro, logico e conseguenziale, ma soprattutto corretto negli aspetti morfologici. Gli articoli dovevano essere tutti al loro posto, nessuna concordanza doveva essere dimenticata, bisognava usare la preposizione giusta e poi anche quei maledetti pronomi clitici (ci, ce, li, le, gli ecc.), che gli udenti neppure sanno che si chiamano così, con cui però io avevo un conto aperto perché non sapevo mai come usarli.
Oggi tutto questo è lontano. Vengo definita una persona sorda di livello culturale elevato. Sono anche laureata, una vera rarità! Ma... la mia infanzia? Ecco, non credo di aver mai avuto un'infanzia e di questo mi sento un po' defraudata."

Tutti desideriamo che il bambino sordo impari bene l'Italiano parlato e scritto, perché la nostra è prima di tutto una società di udenti, in cui per essere integrati è necessario saper utilizzare la lingua vocale, e poi è anche una società in cui la cultura viene trasmessa attraverso la lingua scritta. Non dobbiamo però mai dimenticare che il bambino sordo è prima di tutto un bambino con i suoi ritmi e le sue esigenze che vanno rispettati, anche in relazione alla terapia logopedica, che può durare 10-12 anni e può richiedere anche 3-4 sedute settimanali, sempre molto faticose e impegnative.

E ancora: noi udenti associamo le vecchie scuole speciali annesse ai convitti all'idea di luoghi terribili e di grande sofferenza. Questo è vero se lo riferiamo al forzato distacco dalla famiglia e a certi metodi repressivi, ci sfuggono però altri aspetti che emergono dai ricordi di adulti sordi come Maria.

"Ho vissuto gran parte della mia infanzia e della mia giovinezza in un istituto per sordomuti. Sì, perché allora ci chiamavano anche muti. Un luogo tetro, dalle camerate semibuie anche nelle giornate di sole, perché le finestre erano in parte schermate da lamine di ferro bucherellate per impedire che, dalle stanze di fronte, i maschi ci potessero guardare. Quando racconto questo tutti si impietosiscono e pensano che quelli sono stati, per me, anni di grande sofferenza. Ma non è così. A parte il primo periodo, in cui ero ancora piccola e mi sentivo spaesata, è stato divertente perché avevo tantissime amiche. A volte, quando confronto la mia esperienza con quella di altre donne sorde che hanno avuto un percorso scolastico integrato con gli udenti, mi rendo conto che, diversamente da loro, non mi sono mai sentita sola e che avevo alla loro stessa età molte più informazioni e conoscenze del mondo, perché circolavano all'interno dell'istituto. Lì usavamo i segni per comunicare tra noi, ma a scuola no; era proibito. Eravamo ancora sotto l'influsso di quell'oscurantismo cominciato con il Congresso di Milano del 1880 e durato quasi un secolo. Quando però c'era la Messa, il prete la celebrava in segni e lo stesso accadeva per la confessione e per gli avvisi interni del direttore. Insomma, gli udenti usavano i segni quando faceva loro comodo, quando volevano essere sicuri che il messaggio arrivasse in modo chiaro, efficace, veloce."

Altre testimonianze si aggiungono.

"Nella mia famiglia le donne hanno sempre lavorato con successo e si sono distinte in ambito artistico e culturale, a cominciare dalla mia bisnonna, in tempi certamente non favorevoli. Quando ho capito tutto questo mi sono sentita come una farfalla con le ali tarpate dalla sordità. Allora mi sono impegnata al massimo: a logopedia per imparare a parlare benissimo, a scuola per essere brava. Tutto mi riusciva, ma con una fatica disumana. Quando poi sono cominciati i primi amori, nonostante avessi una lettura labiale veloce, una buona voce e una cultura spesso più solida di quella dei miei coetanei, mi sono accorta che comunque per loro rimanevo la sorda. Allora ho voluto cercare altre persone sorde. Fino a quel momento non ne avevo mai incontrate e ritengo molto vero quanto evidenziato da una giovane sorda nel film *Nel paese dei sordi*: credevo che i sordi morissero tutti da giovani perché non ne avevo mai visto uno adulto. Bene, quella frase avrei potuto dirla io. Così mi sono avvicinata alla comunità dei sordi e ora mi considero una persona bilingue, conosco cioè sia l'Italiano che la Lingua dei segni italiana." (Rossana)

"I miei genitori sono entrambi sordi e quindi posso dire di non aver avuto mai problemi di comunicazione con la mia famiglia, perché usiamo i segni. Ho avuto un iter scolastico quasi inevitabile ai miei tempi: ho frequentato la scuola speciale fino alle medie e poi le superiori in una scuola comune, con gli udenti. Della scuola speciale mi tornano in mente le amiche, la voglia di chiacchierare fitto in segni, gli scherzi. Quello che ricordo meno volentieri è l'aspetto strettamente scolastico. A ripensarci, mi sembra che si facesse poco, o meglio in modo troppo semplificato, come se i sordi fossero anche scemi. Della scuola con gli udenti ricordo invece la grande fatica quotidiana per cercare di stare sempre al passo con la classe, le serate sui libri a cercare di capire frasi complesse, parole sconosciute, concetti difficili: da sola, senza l'aiuto di nessuno perché i miei non erano culturalmente in grado di aiutarmi e i soldi a casa erano troppo pochi per pensare alle ripetizioni. Ma io volevo riuscire a tutti i costi. Leggevo moltissimo e di tutto, perché avevo capito che solo così ce la potevo fare a impadronirmi dell'Italiano. Ricordo anche che quando i professori erano disponibili a capire le mie difficoltà linguistiche, questa loro sensibilità suggeriva loro la strada giusta per aiutarmi, pur non essendo docenti specializzati. Ancora oggi mi sento triste quando mi torna in mente l'indifferenza di tanti compagni che mi lasciavano da parte perché è faticoso comunicare con una persona sorda che ti fa ripetere le cose, che ti interrompe al momento sbagliato, che è spesso vittima di equivoci dovuti alle difficoltà comunicative. Oggi che sono una persona di successo nel mio campo non me ne importa niente dell'indifferenza degli udenti, ma allora ho molto sofferto per questo." (Giovanna)

"La mia esperienza è un po' particolare perché sono diventata sorda a 15 anni, in seguito alle forti dosi di streptomicina che mi davano per curare la meningite. Oggi la streptomicina non si usa più a dosi massicce, ma ci sono ancora molte malattie che possono causare la perdita dell'udito. Di quel periodo ricordo il grande disagio esistenziale. A 15 anni è già difficile vivere in modo sereno ed equilibrato, figuriamoci poi se ti cade in testa una tegola di questo genere, anche perché tu sai bene cosa hai perduto, perché prima sentivi. L'aiuto della mia famiglia è stato essenziale: se non avessi avuto un padre e una madre molto forti, oggi non sarei così. Mia madre è arrivata al punto di portarmi al centro di Roma, dove vivo tuttora, in un punto da cui sapevo benissimo tornare a casa, e di lasciarmi sola, approfittando di un mio momento di distrazione. Così abbiamo vinto la mia folle paura di andare in giro da sola. Oggi guido la macchina su e giù per l'Italia, prendo l'aereo, vado all'estero: tutto da sola. Non ho vergogna a dire: per favore, parli più lentamente perché sono sorda. Per la mia autonomia di oggi devo dire grazie a mia madre che è stata eccezionale nel farsi forza e non assecondare le mie e le sue paure. Due anni fa ho sentito parlare dell'impianto cocleare che può dare la possibilità di riacquistare l'udito. Figuriamoci se volevo sentire! Mio padre mi aveva portato in giro per tutta l'Europa alla ricerca del medico che facesse il miracolo di farmi sentire, ma allora queste tecniche non esistevano neppure a livello sperimentale. Sono stata ricoverata per due settimane in un centro specialistico vicino a Venezia; quando ho capito a cosa andavo incontro con l'impianto cocleare (benefici e fastidi, riabilitazione ecc.) ho detto: no, grazie! Preferisco restare sorda." (Simona)

Queste sono solo alcune delle testimonianze raccolte durante seminari, convegni, semplici chiacchierate, con lo scopo di aprire il sipario su questo mondo dei sordi verso il quale noi udenti spesso nutriamo idee, preconcetti e pregiudizi fuorvianti a causa della nostra incapacità di capire che cosa significa veramente essere sordi. A questa non conoscenza della sordità hanno contribuito anche fattori esterni, prima di tutto la ritrosia delle persone sorde a parlare in pubblico esponendo le proprie idee. Un atteggiamento che è cambiato solo da pochi decenni, grazie all'uso ufficiale della Lingua dei segni italiana che consente, mediante un interprete, di affrontare contesti comunicativi oggettivamente difficili[3] o di superare l'ostacolo di una voce poco armoniosa o di una lettura labiale poco spedita.

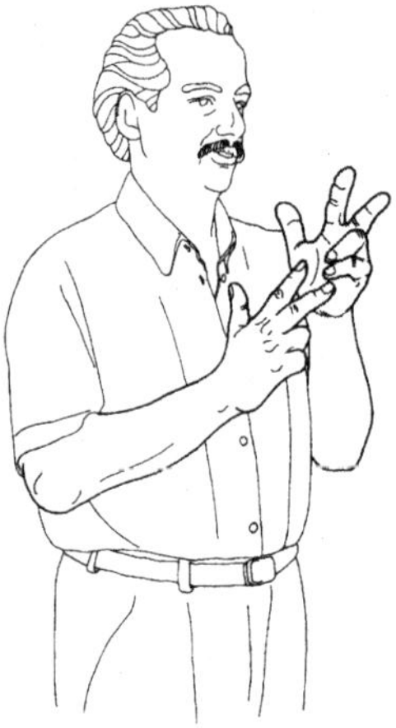

Fig. 1.1 La lingua dei segni (da *Dizionario bilingue elementare della lingua italiana dei segni*, a cura di E. Radutsky, Edizioni Kappa, Roma 2001).

Oggi le cose sono cambiate, ed è mutata anche la prospettiva con cui si guarda al bambino sordo: è un'ottica più psicolinguistica che medica, perchè si guarda alla persona sorda non in relazione a *quanto è sorda e a quanto si avvicina al modello udente*, ma si riconosce che ha una sua peculiarità, che utilizza più le sue capacità visive che quelle uditive, che ha una sua lingua, la lingua dei segni, che appartiene a una comunità (quella dei sordi che ha tramandato la Lingua dei segni italiana nonostante l'ostracismo che c'è stato nel

3 Pensiamo per esempio alla classica riunione ministeriale intorno a un tavolo molto lungo, in cui è impossibile per una persona sorda seguire i vari interventi con la sola lettura labiale.

nostro Paese). In altre parole, il bambino sordo viene valutato *per quello che sa e non per come parla.* È quindi importante che il bambino sordo apprenda le conoscenze e per fare questo può utilizzare anche i segni, in un'ottica bilingue (Italiano parlato e scritto e Lingua dei segni italiana).

1.2 Le mamme raccontano

Le altre voci che rappresentano le tessere di questo mosaico che è la comprensione della sordità sono quelle delle mamme, le artefici del lungo cammino dei bambini sordi verso la costruzione di una personalità serena ed equilibrata. Un iter che può comprendere aspetti differenti, a volte vissuti come complementari, a volte come contrastanti: terapia logopedica perché impari a parlare bene in Italiano, ma pure comunicazione globale e Lingua dei segni italiana per avere uno strumento comunicativo subito, anche quando il figlio è ancora piccolo; fermezza e coerenza nel comportamento da genitore, ma anche consapevolezza che i capricci sono spesso scatenati da una cattiva comunicazione; rigore e disciplina nella terapia e nei compiti a casa, ma anche comprensione dei momenti di disagio e di stanchezza per i ritmi pressanti di apprendimento; senso di protezione, ma anche spinta verso l'autonomia.

É un cammino lungo, doloroso, ma anche pieno di scoperte.

"Sin dall'inizio ho avuto dei dubbi che ci fosse qualcosa che non funzionava, poi a poco a poco ho ristretto i miei sospetti alla sordità, ma il medico di famiglia non gli ha dato peso e così io ho potuto fare per un po' come lo struzzo, che mette la testa sotto terra per non vedere la realtà. Poi, quando tutto è diventato inevitabilmente chiaro, ho attraversato tutti gli stati d'animo che i manuali di Psicologia prevedono: incredulità, angoscia, impotenza, collera, senso di colpa, empatia, iperidentificazione. Alla fine volevo solo che mia figlia imparasse a leggere le parole sulle labbra e a parlare. Sono stata sempre una convinta sostenitrice dell'oralismo puro: mia figlia doveva imparare a parlare non bene, ma benissimo. Non volevo assolutamente prendere in considerazione la possibilità di usare i segni, quella roba era buona per quei poveri sordi che non avevano avuto la fortuna di seguire un'ottima terapia logopedica. Allora non potevo neppure immaginare che l'uso dei segni potesse essere una scelta da parte di persone sorde che comunque hanno un'ottima lettura labiale e una buona voce. Poi all'improvviso mia figlia ha cominciato a frequentare altre persone sorde, all'inizio quasi di nascosto, senza dirmi niente. Ha imparato la Lingua dei segni italiana e mi ha detto che per lei è molto importante avere amici sia sordi che udenti. All'inizio ero seccata, non riuscivo a capire questa sua scelta; poi un po' alla volta ho cominciato a conoscere questi nuovi amici sordi e mi si sono aperte le porte di un mondo sconosciuto: la comunità dei sordi!" (Paola)

In Italia, a differenza di quanto è avvenuto in altre nazioni, solo da poco tempo cominciano ad esservi centri d'informazione e di consulenza per aiutare le famiglie sia in quel lungo e doloroso processo di accettazione del deficit sia nelle scelte fondamentali, che possono riassumersi nelle domande: quale educazione per il bambino? Quale istruzione?

Si tratta di iniziative limitate tra cui segnaliamo lo Sportello di informazione e consulenza sulla sordità dell'Istituto Statale per Sordi di Roma (v. www.istitutosordiroma.it e fatti e opinioni cap. 6).

"Quando è nato mio figlio avevo messo in conto che potesse essere sordo, perché sia io che mio marito siamo sordi. Quello però che non potevamo immaginare è la crudeltà con cui il medico e la logopedista ci hanno praticamente imposto di affidare nostro figlio alla nonna udente perché, secondo loro, era estremamente negativo che il bambino vivesse con noi, che non lo avremmo sufficientemente stimolato a parlare. Noi eravamo inesperti, confusi e soprattutto soli nel prendere questa decisione. Che cosa potevamo fare? Sembrava che quella fosse l'unica soluzione. Così abbiamo accettato e per qualche anno Daniele è stato con la nonna, in un'altra città, e noi lo vedevamo solo il sabato e la domenica. Oggi che abbiamo messo in discussione quella scelta, che ci era stata quasi imposta senza offrirci altre alternative, ci sembra impossibile aver preso quella decisione, ma allora eravamo smarriti, incerti e soprattutto impauriti, perché in quel momento rimetti tutto in discussione e ti scorrono davanti agli occhi, come immagini di un film, tutte le difficoltà, le umiliazioni, le sofferenze che hai dovuto affrontare tu, da piccolo, e il medico e la logopedista ti sembrano Dio in terra." (Giovanna)

I genitori sono lasciati soli con i loro dubbi, le loro scelte, a volte anche i loro errori.

"Volevo che mio figlio imparasse a parlare il prima possibile, che fosse come un udente. Così le sedute di logopedia diventarono ravvicinate, io stessa seguivo con una solerzia incalzante i suggerimenti della logopedista che mi coinvolgeva in prima persona negli esercizi che mio figlio doveva fare anche a casa, continuamente, senza sosta. Avevo dimenticato di avere davanti un bambino, con la sua esigenza di giocare, di avere del tempo libero, di poter anche non fare niente. Poi, all'improvviso, qualcosa si è rotto; lui è diventato nervoso, irascibile, ribelle a tutto e io ho dovuto fermarmi e riflettere su quello che avevo fatto. Accanirsi contro il deficit vuol dire aumentare l'handicap." (Simona)

Ci potrebbero essere altre dieci, cento, mille storie, ognuna diversa delle altre perché diversi sono i bambini, diverse sono le mamme, ma ognuna con qualcosa in comune.

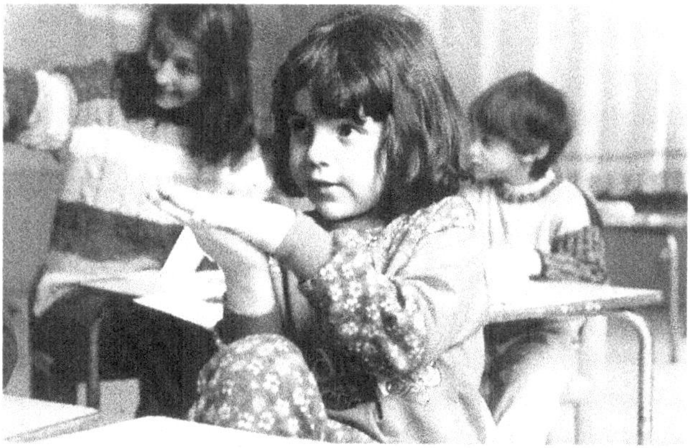

Fig. 1.2 Una bambina sorda che utilizza la LIS, Lingua dei segni italiana (foto di Valerina Balit).

La nascita di un figlio con un deficit è infatti un evento che segna la vita di quella famiglia:

"Rabbia, frustrazione, senso d'impotenza e poi... panico allo stato puro. Quando ti nasce un figlio sordo, oltre ai sentimenti che spesso accompagnano la scoperta che il proprio figlio non è sano ma è diverso, se ne aggiunge nel caso della sordità un altro, che si materializza nella domanda: come farò a comunicare con lui? Per me era essenziale poter comunicare con lui, potergli dire il mio amore, poterlo consolare, poterlo aiutare a crescere. Ho cercato di capire che cosa è la sordità, di farmi un'idea mia personale su come agire, al di là delle ricette imposte dal medico o dalla logopedista. Non è stato facile, perché nel nostro Paese i genitori sono lasciati soli di fronte a questi eventi traumatici; non esistono servizi di consulenza, è difficile persino avere informazioni sui diversi metodi riabilitativi. Io ho scelto bene (e oggi ne sono sicura, vedendo che mia figlia cresce serena ed equilibrata), ma è stato un caso fortuito. Mentre cercavo di raccogliere informazioni mi sono imbattuta in un articolo di giornale dove si parlava del bilinguismo, della necessità cioè per le persone sorde di conoscere sia l'Italiano che la Lingua dei segni italiana. Si diceva inoltre che se i genitori imparano i segni, questo consente loro di comunicare con il proprio figlio da subito, senza aspettare i primi risultati della terapia logopedica, che è sempre molto lunga. Così ho cercato qualcuno che mi insegnasse i segni e ho scoperto che l'Ente Nazionale Sordomuti della mia città organizzava dei corsi. Poi ho preso come *baby sitter* per mio figlio una ragazza sorda che gli insegnava anche i segni, e a forza di passare voce ho finalmente trovato una logopedista che utilizzava il metodo bimodale (Italiano e Italiano segnato). Non è stata una strada facile, anzi. Quando una mamma sente il proprio bambino parlare, anche se male, le sembra di percorrere una strada normale; quando ho deciso di utilizzare i segni all'inizio ogni tanto mi assalivano i dubbi, la paura della diversità. Nei momenti difficili, quando la situazione ristagnava e sembrava che non ci fossero progressi, mi consolavo pensando che comunque io comunicavo con mio figlio: segnando, era come se parlassi con lui." (Adriana)

"Sono la mamma di un giovane sordo ma anche una terapista del linguaggio; tutti mi chiedono se sono diventata terapista dopo aver scoperto la sordità di mio figlio per aiutarlo, per capire meglio. Invece no, le cose sono andate diversamente. Io, oltre a Gianni, che è mio figlio naturale, ho altri due ragazzi adottati, di cui uno, Carlo, è anche lui sordo e per moltissimi anni ho fatto solo la mamma. Poi a un certo punto ho deciso di mettere il naso fuori di casa, di trovarmi un lavoro, perché avevo capito di voler uscire dal mio ruolo di casalinga, tanto più che i miei figli avevano sempre meno bisogno di me. Così ho ripreso gli studi anche per distrarmi dai problemi adolescenziali dei figli e per avere una professione quando i figli avrebbero preso il volo; mi sono iscritta a un corso per terapisti, all'interno del quale c'era il settore terapia del linguaggio e mi sono ritrovata a scegliere proprio quell'area perché, si sa, la lingua batte dove il dente duole. Come sempre mi succede, le mie scelte non sono mai mirate sin dall'inizio ma vengono dalla capacità di ascoltare i miei disagi e di andare in quella direzione. Per due volte avevo frequentato corsi di aggiornamento, alla terza ho capito qual era la mia strada. È vero che l'esperienza con un figlio sordo ti aiuta a capire tante cose, ma bisogna stare attenti perché, se la scelta non è stata fatta tra più alternative, si rischia di ritrovarsi incastrati in questo lavoro. Per operare in modo corretto bisogna in qualche modo ripulire il proprio ruolo di logopedista dalle componenti materne. Del resto, in Francia i logopedisti accettano nei loro studi solo operatori che hanno fatto un percorso analitico." (Anna Maria)

Ho voluto scegliere queste testimonianze perché sono convinta che il bilinguismo è la strada che meglio può aiutare i bambini sordi a integrarsi nella società senza però dover pagare, per imparare a parlare, un prezzo troppo alto in quello che sarà il loro sviluppo psicologico

Fatti e opinioni
Le labbra sono come le impronte digitali

Chi di noi non ricorda i suggerimenti che arrivavano dai compagni durante un'interrogazione in cui, visibilmente in difficoltà, cercavamo di sopperire al mancato studio captando parole lanciate nell'aria senza voce? Ebbene, c'era chi immediatamente capiva il suggerimento, perché riusciva facilmente a leggere i fonemi sulla bocca dei compagni, e chi era incapace di cogliere quei segnali: la lettura labiale funziona così.

Da una parte abbiamo l'abilità dell'individuo, dall'altra il modo di parlare dell'interlocutore. Infatti la capacità individuale di leggere le parole, che certamente può essere appresa, potenziata e affinata mediante la terapia logopedica, resta comunque una capacità in cui il fattore individuale ha il suo peso: non tutti hanno la stessa facilità e rapidità.

Dall'altra parte c'è il modo di muovere le labbra di ognuno di noi. Anche gli udenti utilizzano, sia pure in maniera spesso inconsapevole, la lettura labiale. Alcuni esperimenti hanno dimostrato che le informazioni acustiche e visive sono complementari. La sensazione empirica che a volte si ha di non riuscire a sentire in situazioni in cui non si vedono bene le labbra, per esempio senza occhiali, ha un suo fondamento scientifico.

I sordi dicono che le labbra sono come i polpastrelli delle mani, che danno impronte digitali del tutto diverse una dall'altra.

Ci sono persone che, parlando, muovono pochissimo le labbra mettendo in difficoltà anche grandi esperti di lettura labiale (i sordi dicono che *parlano stretto*); mentre ci sono persone che articolano i fonemi in modo chiarissimo, aiutando a leggere dalle labbra anche quei suoni che non *passano* proprio sulle labbra. Pensiamo al fonema *g* di *gatto*: se proviamo a pronunciarlo mettendo una mano sulla gola ci accorgiamo che l'aria per emettere il suono passa tutta lì (non a caso la g viene definita una gutturale). La stessa cosa avviene con le nasali, se proviamo a pronuciare la *n* di *nave* e mettiamo un dito al lato del naso, sentiamo la vibrazione prodotta dall'aria. Tutto questo per dire che non tutti i fonemi passano sulle labbra, ma alcuni vengono, più che visti, intuiti in relazione anche alla composizione della parola.

Gli studi nell'ambito della lettura labiale hanno inoltre dimostrato che non è percepibile sulle labbra la differenza, per esempio, tra *b*, *m*, *p* oppure tra *t* e *d*, o ancora tra *f*, *v* e *ts*, *dz*, *s*, *p*, perché la sonorità è data dalla vibrazione delle corde vocali, che non si vede. Perciò, a livello di sola lettura labiale, come afferma Emanuela Magno Caldognetto, non c'è modo di distinguere, se non per il contesto comunicativo, queste tre frasi: il pirata vuole la mamma; il pirata vuole la pappa; il pirata vuole la mappa. L'esempio è stato fatto durante un seminario tenuto da Emanuela Magno Caldognetto.

Nel momento in cui una persona sorda legge sulle labbra mette quindi in atto una serie di processi contemporanei e velocissimi: decodifica i suoni visibili, intuisce quelli non visibili e ricompone la parola, comprendendone il significato anche rispetto alla frase e al contesto comunicativo.

Questa complessità non dovrebbe essere ignorata dagli insegnanti. Non si può infatti pensare di tenere una lezione per cinque ore utilizzando solo la spiegazione verbale quando in classe c'è un alunno sordo.

Per saperne di più

Balit V., Maragna S., Zatin F. (a cura di), *Conoscere la sordità. La comunicazione*, Ente Nazionale Sordomuti Centro Documentazione V. Ieralla, Roma, 1998

Balit V., Maragna S., Zatin F. (a cura di), *Conoscere la sordità. La scuola oggi e domani*, Ente Nazionale Sordomuti Centro Documentazione V. Ieralla, Roma, 1998

Bortolini U., "Lo sviluppo fonologico" in Sabbadini G. (a cura di), *Manuali di Neuropsicologia dell'età evolutiva*, Zanichelli, Bologna, 1995

Bosi R., Cafasso R. e Caselli M.C., "Rischi psicologici in adolescenti sordi e nelle loro famiglie" in D'Alessio M., Ricci Bitti e Villone Bettocchi G. (a cura di), *Gli indicatori psicologici e sociali del rischio*, Gnocchi, Napoli, 1995

Caselli M.C. e Corazza S., (a cura di), LIS. *Studi, esperienze e ricerche sulla Lingua dei Segni in Italia*, Del Cerro, Tirrenia (Pisa), 1997

Cataldo G. e Caronna M., *Le voci buie*, Guaraldi, Rimini, 1995

Cavani L. e Moscati I., *Dove siete? Io sono qui*, Marsilio, Venezia, 1993

GLIP Provveditorato agli Studi di Roma, *Guida ai servizi per l'integrazione degli alunni disabili*, Provveditorato agli Studi, Roma, 1999

Laborit E., *Il grido del gabbiano*, Rizzoli, Milano, 1995

Luè M.(a cura di), *Cenni storici dei sordi a Milano*, Sezione Provinciale ENS di Milano, 2003

Magno Caldognetto E., Vagges K., Cosi P., Ferrero F. E., "La lettura labiale: dati sperimentali e problemi teorici" in Saba A. (a cura di), *Atti del IV Convegno Nazionale Informatica Didattica Disabilità*, CNR, Napoli, 1995

Maragna S., "L'istituto dei sordi di Roma: documentazione, formazione aggiornamento", in S. Maragna, B. Marziale e F. Zatini (a cura di), *Atti. Giornata di studio con i Direttori Generali Regionali del M.I.U.R.* , 23 e 24 gennaio 2002, pp. 21-25

Marschark M., *Il bambino con handicap uditivo e lo sviluppo della sua personalità*, Yuvenilia, Milano, 1995

Mindell E. e Vernon, M. C., *Crescono nel silenzio. Il bambino sordo e la sua famiglia*, Ente Nazionale Sordomuti, Roma 1973.

Montanari S., "Genitori sordi e nascita del primo figlio. Aspetti psicologici e relazionali", *Età evolutiva*, n. 2, 1997, pp. 50-58

Mottez B., "Ostinarsi contro il deficit significa spesso aggravare l'handicap: l'esempio dei sordi" in Montanini M. e al. (a cura di), *Dal gesto al gesto*, Cappelli, Bologna, 1979

Pigliacampo R., *Lettera ad una logopedista. Dalla parte del bambino sordo*, Edizioni Kappa, Roma, 1996

Pigliacampo R., *Il genio negato. Giacomo Carbonieri psicolinguista sordomuto del XIX secolo*, Cantagalli, Siena, 2001

Sacks O., *Vedere voci. Un viaggio nel mondo dei sordi*, Adelphi, Milano, 1991

Rossi D., *Il mondo delle cose senza nome*, Fazi Editore, Roma, 2004

Tomassini R., *Echi dal silenzio. L'adolescenza nelle famiglie con figli sordi*, Meltemi Editore, Roma, 1999

Zatini F., *Storia delle fondazioni dei complessi scolastici per non udenti*, Centro documentazione non udenti, Firenze, 1991

Film sulla sordità

Figli di un Dio minore di Randa Haines, USA 1986
Nel paese dei sordi di Nicolas Philibert, Francia 1992 (in francese con sottotitoli in Italiano; è reperibile presso la Mediateca Visuale dell'Istituto Statale dei Sordi di Roma)
Dove siete? Io sono qui di Liliana Cavani, Italia 1993
Goodbye Mister Holland di Stephen Herek, USA 1995

Film sui problemi della comunicazione
Anna dei miracoli di Arthur Penn, USA 1962
Il ragazzo selvaggio di Francois Truffaut, Francia 1970
Marianna Ucria di Roberto Faenza, Italia, Francia, Portogallo 1997

Film sottotitolati
Dietro il mondo di DeafMedia, Italia 2004
Cortometraggi di DeafMedia, Italia 2005

Audiovisivi
RAI3, *Il cervello dell'uomo. La Lingua dei segni.* Programma di Loredana Dordi (si può richiedere all'ISTC -CNR), 1990

RAI3 - DSE, *Il computer al servizio dei bamibini sordi.* Regia di Marinetta Di Ciaula (si può richiedere all'ISTC -CNR), 1992

Albonetti, G. e Pizzuto, E., (a cura di), *Videoatti della Giornata di Studio: Linguaggio e sordità*, ISTC -CNR, Roma, 1991

Valli C., *Linguistica e poetica della lingua dei segni*, Orgoglio sordo, Milano, 1995

"La LIS e la cultura dei sordi", in *Il mondo dei segni*, periodico audiovisivo per i sordi e gli udenti, n. 4, Fabula, Milano, 1998

"La lingua dei segni nel mondo e nella storia", in *Il mondo dei segni*, periodico audiovisivo per i sordi e gli udenti, n. 2, Fabula, Milano, 1995

"1° Convegno Nazionale LIS", Trieste, 1995, in *Il mondo dei segni*, periodico Audiovisivo per i Sordi e gli udenti, n. 3, Fabula, Milano, 1996.

"2° Convegno Nazionale LIS", Genova, 1998, in *Il mondo dei segni*, periodico Audiovisivo per i Sordi e gli udenti, Fabula, Milano, 1998

Parole e Segni nell'educazione dei bambini sordi. Istituto Statale Sordomuti di Roma, 2006 (in versione DVD) (v. www.istitutosordiroma.it sezione materiale utile).

Per altre informazioni e materiale consultare il sito www.mediavisuale.it

Per la bibliografia sulla Lingua dei segni italiana consultare il sito www.istc.cnr.it/mostralis/docs/biblis.pdf

2
Che cosa è la sordità

2.1 Le cause e la diagnosi

In questo manuale non intendiamo affrontare la sordità da un punto di vista clinico perché riteniamo che esista già in merito un'ampia letteratura che il lettore può consultare, ma desideriamo solo dare alcune informazioni di base che possano aiutare a rispondere ad alcune domande.

- Che cosa è la sordità e come viene classificata la perdita dell'udito?
- Quali segnali devono insospettire?
- La sordità è ereditaria?
- Come si può avere una diagnosi precoce?

Che cosa è la sordità e come viene classificata la perdita dell'udito

La sordità è la riduzione più o meno grave dell'udito. Si distinguono quattro gradi in relazione all'entità della perdita uditiva espressa in decibel[1]:

- lieve con soglia tra 20 e 40 decibel
- media con soglia tra 40 e 70 decibel
- grave con soglia tra 70 e 90 decibel
- profonda con soglia uguale o superiore ai 90 decibel.

All'interno della sordità profonda c'è ancora un'ulteriore suddivisione:

- 1° gruppo: sordità con curva pantonale che abbraccia tutte le frequenze tra i 125 e i 4000 Hertz all'intensità di 90 decibel;
- 2° gruppo: sordità con curva dai 125 ai 2000 Hertz all'intensità uguale o maggiore di 90 decibel;

[1] La classificazione è del *Bureau International d'Audiophonologie*

– 3° gruppo: sordità con curva detta a virgola dai 125 ai 1000 Hertz a intensità maggiore ai 90 decibel.

Faremo qui sempre riferimento alle sordità gravi e profonde, quelle cioè in cui non c'è percezione del parlato, neppure se l'interlocutore si trova a 20/30 centimetri e parla a voce molto alta; quelle in cui la stessa protesizzazione viene fatta in modo precoce perché aiuta il bambino nel controllo dell'intonazione della voce e nell'apprendimento vocale ma non rende migliore la ricezione del suono a livello di intensità.

In questi tipi di sordità il bambino impara a parlare solo se viene sottoposto a una terapia logopedica: quanto più l'educazione è stata precoce, tanto maggiori sono le possibilità di avere risultati accettabili, ma non bisogna mai dimenticare che spesso non si arriva a una competenza linguistica completa.

Gli studi clinici che riportano casi di bambini-lupo abbandonati a se stessi[2] indicano che dopo i 12 anni è molto difficile imparare il linguaggio; mentre l'età cruciale per ottenere buoni risultati è tra 0 e 4 anni, quando il bambino udente acquisisce le strutture fondamentali della lingua a cui è esposto.

Quali segnali devono insospettire?

Quando il bambino è sordo dalla nascita o lo diventa entro i primi tre anni di vita ci sono alcuni comportamenti che devono insospettire i genitori, suonando da campanello d'allarme e spingendoli a ricorrere al medico. Negli ultimi anni il nostro Paese ha compiuto un grande balzo in avanti in tutto quello che riguarda la prevenzione e la diagnosi, ma la sordità continua a essere scoperta in ritardo, molte volte a due o tre anni, all'entrata nella scuola d'infanzia.

Alcuni segnali che dovrebbero far venire dei dubbi vengono ignorati, a volte perché la famiglia si rifiuta in qualche modo di vedere una realtà che è sotto gli occhi per quell'insieme di meccanismi di difesa che ci proteggono da un dolore inaccettabile; altre volte sono i medici di famiglia che sottovalutano gli indizi per impreparazione o per superficialità. Un bambino che non si gira al richiamo di una voce, non reagisce ai rumori, sembra un po' assente rispetto all'ambiente e stenta a parlare dovrebbe far dubitare, ma a volte la famiglia confonde alcune reazioni del bambino, dovute alle vibrazioni e allo spostamento dell'aria, con la prova che sente normalmente e così passa del tempo prima che si arrivi a una diagnosi e a un intervento riabilitativo.

[2] I più celebri sono *Il ragazzo selvaggio* del film di Truffaut, descritto da Lane nel 1989, e il caso di Genie riportato dalla Curtiss (1977).

La sordità è ereditaria?

La causa della sordità è spesso uno degli aspetti meno chiari della diagnosi. Quando il medico compila la cartella clinica difficilmente riesce ad avere indicazioni o notizie che possano aiutarlo a stabilirne l'origine. Questa incertezza è determinata, oltre che da possibili reticenze o meccanismi di difesa della famiglia, anche dalla varietà di fattori che possono causare la sordità e dal fatto che solo da pochi anni si cominciano a comprendere i meccanismi della sordità ereditaria

Le cause della sordità possono essere divisi in due grandi aree:
- le sordità congenite, cioè insorte prima della nascita;
- le sordità acquisite, insorte al momento della nascita (neonatali) o in seguito (postnatali).

Tra le cause di sordità congenite troviamo:
- fattori ereditari;
- cause virali come la rosolia in gravidanza, ma anche l'epatite virale, il morbillo, la parotite;
- cause microbiche come la sifilide e il tifo;
- cause tossiche come la streptomicina ad alti dosaggi, l'alcool, i barbiturici, il chinino ecc.

Tra le cause di sordità acquisita neonatale troviamo l'anossia, i traumatismi ostetrici, la prematurità, l'ittero.
Tra le postnatali i traumi, le malattie infettive (tra cui le infezioni dell'orecchio), le intossicazioni da farmaci.

Dobbiamo sottolineare che molto è stato fatto e si sta facendo nell'ambito della prevenzione: basti pensare al vaccino della rosolia per le bambine e ai test per la toxoplasmosi che in gravidanza vengono ormai prescritti di routine, ma i casi di sordità a livello globale non sembrerebbero diminuire, anche perché appaiono in aumento le sordità da traumi (incidenti d'auto), da intossicazioni chimiche, da inquinamento acustico. In questo caso il condizionale è d'obbligo perché i dati ISTAT sono carenti e le statistiche provenienti da altre fonti sono contraddittorie.

La sordità ereditaria sembra rappresentare circa il 50% dei casi, ma all'interno di questi vanno distinti due gruppi:
- le sordità non sindromiche recessive (chiamate NRSD), che rappresentano circa il 70% e sono le sordità per così dire pure, non associate ad altre malattie;

- le sordità sindromiche legate a una specifica malattia, di cui la perdita dell'udito è uno dei sintomi, che rappresentano il restante 30%.[3]

Il gene GJB2 all'interno del cromosoma 13 sembra essere il responsabile della sordità ereditaria e, almeno nei Paesi mediterranei, è la mutazione di questo gene a causare nell'80% dei casi la sordità genetica. "Il modo esatto in cui la mutazione dà luogo a difetti dell'udito è in gran parte sconosciuto, ma si è scoperto che essa influenza il funzionamento di una proteina coinvolta nella formazione delle gap junction, i ponti che permettono il passaggio di piccole molecole e correnti ioniche tra cellule. Il gene mutato produrrebbe una proteina, la connessina 26, non funzionale, di soli 12 aminoacidi; mentre in altri tessuti, tipi diversi di connessina sostituiscono quella malfunzionante, ciò non avverrebbe nella coclea." (Palmerini C., 1998)

Quello che più di tutto colpisce è che questa mutazione è presente come carattere recessivo in una percentuale molto elevata della popolazione: 1 persona su 30. Questo significa che le probabilità di incontrare un partner con lo stesso carattere recessivo non è poi tanto remota.

Il resto è determinato dalle leggi di Mendel.

Come si può avere una diagnosi precoce?

Una diagnosi precoce è essenziale perché consente un intervento tempestivo, ma come abbiamo detto molti bambini vengono diagnosticati in ritardo, nonostante esistano tecniche che permettono di sottoporli ai test audiometrici anche i neonati.

In questo ambito le differenze tra regione e regione sono notevoli e non sempre corrispondono alla tradizionale divisione tra nord e sud. Vicino a situazioni molto arretrate esistono anche strutture ospedaliere che sottopongono a screening neonatale tutti i bambini che nascono nel reparto di ostetricia.

I nuovi mezzi diagnostici per individuare la sordità consentono di operare una prima selezione sin dal terzo giorno di vita del neonato, mediante l'emissione di stimoli sonori adeguati e alla conseguente valutazione dei riflessi del bambino, da quelli palpebrali alle reazioni mimiche, dal ritmo cardiaco e del respiro agli altri riflessi. È necessario però operare in centri specializzati e con le dovute cautele, perché più il bambino è piccolo e più difficile è fare una diagnosi corretta: sospettare la sordità significa poterlo seguire nel tempo e arrivare a una diagnosi precoce.

---

[3] Cfr. Palmerini C., "*Quando la sordità è nei geni*", in "Le Scienze" settembre 1998. p.361

La tempestività della diagnosi è un fattore essenziale anche perché "alcuni autori concordano nel ritenere che le strutture cerebrali deputate alla elaborazione dell'informazione uditiva raggiungano un adeguato sviluppo solo se prima dell'ottavo mese di vita avviene una sufficiente stimolazione binaurale dell'organo uditivo..." mentre "attualmente l'età media alla diagnosi in Italia è tra 19 e 36 mesi..." (De Capua B. et al., 1999).

2.2 Nel paese dei sordi

In Italia nasce un bambino sordo ogni mille, ai quali vanno aggiunti quelli che diventano sordi successivamente. Non si tratta però di una categoria omogenea, anzi: dietro la parola "sordo" ci sono realtà molto diverse tra loro. Tra i bambini nati sordi o divenuti tali entro i 3 anni di vita (cioè prima di aver acquisito completamente il linguaggio) possiamo distinguere:

- sordi figli di sordi e sordi figli di udenti;
- sordi che conoscono la LIS e sordi che non la conoscono;
- sordi rieducati al linguaggio con un metodo esclusivamente orale, con il metodo bimodale o esposti a un'educazione bilingue.

A tutto questo va aggiunto il grado di sordità, l'età della diagnosi e della protesizzazione, l'iter riabilitativo e scolastico, oltre naturalmente ai fattori individuali, quali l'intelligenza, la personalità e l'ambiente socio-culturale, che hanno un peso determinante rispetto al modo in cui si affronta la sordità e si riduce l'handicap, come ben sa chi frequenta la comunità dei sordi e conosce persone con sordità congenita e profonda che hanno una competenza linguistica in Italiano molto più elevata di individui con sordità più lievi.

È bene sottolineare subito la differenza che esiste tra deficit e handicap, che "sono due facce di una stessa realtà. Il primo rimanda all'aspetto fisico, il secondo all'aspetto sociale" (Mottez B., in Montanini M. et al., 1979). Il deficit misura in qualche modo la diminuzione di una prestazione, che nel nostro caso è l'udito, mentre l'handicap rappresenta l'insieme degli impedimenti e dei limiti che la persona sorda incontra nel partecipare alle attività sociali, dalla scuola al lavoro fino al tempo libero.

La gravità dell'handicap prescinde da quella del deficit, nel senso che una persona con sordità profonda, e quindi deficit grave, può trovarsi ad avere meno limiti di un sordo con sordità lieve. La possibilità di ridurre l'handicap è strettamente connessa a due fattori, che spesso interagiscono tra loro:

- quello individuale: quanto l'individuo ha fatto e fa per ridurre il deficit;
- quello sociale: quanto la società ha fatto e fa per abbattere le barriere comunicative.

Al primo fattore appartengono la protesizzazione e la terapia logopedica per superare parzialmente il deficit imparando a parlare, unite però alla consapevolezza che "il deficit è, al contrario di qualsiasi altra malattia, una realtà ineluttabile... qualcosa che si deve accettare e con cui bisogna scendere a patti per vivere." (Mottez B., in Montanini M. et al. 1979, p. 256). Negare il deficit, ostinarsi a ridurlo a tutti i costi, significa amplificarlo. Chi si accanisce contro la sordità, con l'obiettivo di portare il bambino sordo ad assomigliare il più possibile a un bambino udente, finisce con il concentrare tutti gli sforzi nell'insegnargli a parlare bene a discapito dello sviluppo psico-affettivo, cognitivo e culturale. Inoltre è importante che i genitori facciano molta attenzione affinché gli aspetti clinici non sovrastino quelli educativi, per evitare squilibri nella crescita del bambino, come è emerso anche da alcune delle testimonianze riportate nel primo capitolo.

All'aspetto sociale, invece, si riferiscono quei servizi che la società può attivare per ridurre l'handicap:

- servizi-ponte in modo che, mediante un operatore specializzato, la persona sorda possa contattare telefonicamente anche persone e società di servizio che non usano il DTS[4] (Dispositivo Telefonico per Sordi);
- interpreti di lingua dei segni negli aeroporti, nelle stazioni, negli ospedali, nelle ASL, nei principali uffici pubblici;
- sottotitoli e interprete di lingua dei segni in televisione;
- accorgimenti nell'ambito della telefonia;

fino all'ipotesi utopistica di conoscere noi udenti la lingua dei segni, come avveniva nell'Ottocento nell'isola statunitense di Martha's Vineyard[5] dove, a causa di una componente genetica, quasi metà della popolazione era sorda e gli udenti avevano imparato i segni, col risultato di abbattere completamente le barriere comunicative con i sordi.

Con questi servizi e queste opportunità le persone sorde continuano a non sentire, cioè ad avere il loro deficit, ma sono avvantaggiate nel vivere i propri ruoli sociali, cioè nel ridurre l'handicap.

Tutto questo può aiutare a capire perché le diversità tra una persona sorda e l'altra possono essere molto forti non solo nella competenza linguistica e in tutto quello che questa implica, ma anche rispetto alla costruzione di una propria identità, pur avendo come elemento comune la necessità di imparare a parlare.

4 Il DTS è composto da una tastiera e da un display; si comunica scrivendo e leggendo la risposta sul display, ma questo è possibile soltanto tra due DTS.

5 v. Sacks O., *Vedere voci. Un viaggio nel mondo dei sordi*, Milano, Adelphi, 1991.

Ci sono persone che fanno di tutto per mimetizzarsi e non dichiarano il loro deficit neppure in situazioni, nelle quali questo servirebbe ad avere aiuti e vantaggi (v. cap. 7.1) e ci sono persone sorde che, intervistate alla televisione, hanno pubblicamente dichiarato di sperare di avere un figlio sordo. Anche in questa comunità, come in altre che hanno avuto storie di emarginazione e sopraffazione, esistono infatti gruppi che ritengono la sordità un elemento di diversità fortemente positivo; basti pensare al nome dell'associazione Orgoglio sordo. Questo sentimento è molto forte soprattutto nelle comunità sorde scandinave e statunitensi.

Del resto, la storia dei sordi è stata caratterizzata da un lungo e difficile cammino verso l'emancipazione e la conquista di pari diritti, con momenti particolarmente bui come il *Congresso* di Milano del 1880, che più volte verrà ricordato in questo testo, come linea di demarcazione di un periodo di oscurantismo durato quasi cento anni in cui ai sordi fu imposto dagli udenti di abbandonare i segni, fino alla proposta di sterilizzazione di massa, ventilata durante il Fascismo.

Per capire meglio è necessario ripercorrere brevemente la storia di questa comunità.

Tab. 2.1 I principali istituti italiani per sordi e rispettivo anno di fondazione

1784	Istituto dei sordomuti di Roma
1788	Istituto governativo di rieducazione per sordomuti di Napoli
1802	Istituto nazionale sordomuti di Genova
1805	Regio istituto dei sordomuti di Milano
1814	Regio ospedale di carità: sezione sordomuti di Torino
1815	Regio istituto dei sordomuti di Pisa
1820	Istituto delle Figlie della provvidenza per le sordomute di Modena
1826	Stabilimento dei sordomuti di Parma
1828	Istituto "Tommaso Pendola" per sordomuti di Siena
1829	Istituto provinciale sordomuti di Ferrara
1829	Stabilimento dei sordomuti di Cremona
1830	Istituto "Antonio Provolo" per l'educazione dei sordomuti di Verona
1832	Pio istituto sordomuti di "San Gualtiero" di Lodi
1834	Regio istituto dei sordomuti di Palermo
1842	Istituto principesco arcivescovile per i sordi di Trento
1850	Istituto Gualandi per i sordomuti e le sordomute di Bologna
1882	Istituto nazionale sordomuti di Firenze
1882	Istituto dei sordomuti di Cagliari
1885	Pio istituto "Filippo Smaldone" di Lecce

Fonte: www.ens.it. e "I segni come parole", mostra organizzata dall'Istituto di Psicologia del CNR, dall'Ente Nazionale Sordomuti e dall'Istituto statale dei sordomuti di Roma.

Alla fine del Settecento in Italia nascono i primi istituti per sordi (v. tab. 2.1), costituiti dalla scuola e dal convitto; lì i bambini imparavano a parlare e avevano accesso all'istruzione in classi speciali rigorosamente separate da quelle degli udenti. Il Congresso di Milano del 1880, in cui fu deciso l'ostracismo ai segni a favore della sola parola, cancellò di colpo la tradizione educativa che fino ad allora aveva seguito il modello bilingue, creando una situazione in qualche modo dissociata. Infatti i sordi, che trascorrevano gran parte della loro infanzia e giovinezza negli istituti, vivevano una duplice situazione comunicativa: rigidamente oralista all'interno della scuola e segnica nella vita convittuale. Nonostante la posizione ufficiale che vietava i segni, essi continuarono a essere utilizzati non solo dai sordi, ma anche dagli udenti, come abbiamo visto nelle testimonianze degli adulti sordi. Così la lingua dei segni è sopravvissuta ed è stata tramandata, ma i sordi hanno vissuto questo secolo oscuro[6] come una vera e propria violenza nei loro confronti. Solo in questi ultimi anni c'è stato un approccio diverso alla sordità: "Ugualmente gli udenti possono offrire ai sordi un ambito in cui la loro sordità possa non essere vista come una disprezzabile patologia da cancellare, ma una risorsa capace di portare un beneficio a tutti e perciò da conservare e difendere contro la propria tentazione di volerla distruggere soltanto perché la natura non ha fatto per loro la stessa scelta, che se a loro capitasse adesso risulterebbe tragica, mentre per i sordi non è altrettanto tragica, anzi è la normalità, finché qualche udente non la fa diventare tale. (Zuccalà A., a cura di, 1996).

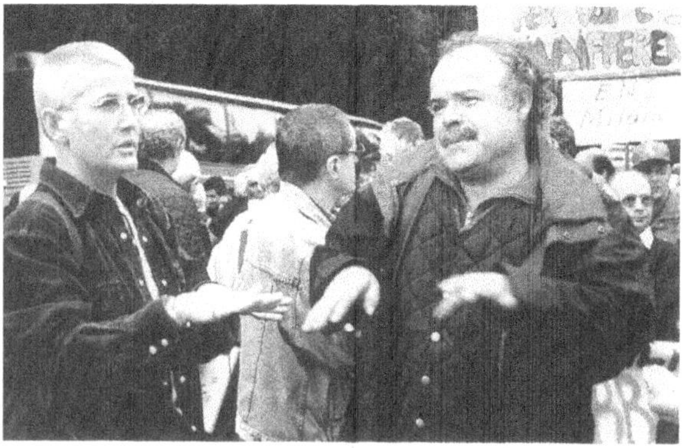

Fig. 2.1 Adulti sordi che conversano in LIS, che considerano la loro lingua naturale (foto di Valerina Balit).

[6] Cioè il secolo che va dal Congresso di Milano del 1880 ai primi studi che rivalutavano i segni, alla fine del 1970, da parte dell'Istituto di Psicologia del CNR (oggi ISTC).

Tab. 2.2 Il Congresso di Milano (1880)

Il Congresso di Milano del 1880 **Risoluzione finale** *"Il Congresso, considerando la non dubbia superiorità della parola articolata sui gesti, per restituire il sordomuto alla società, per dargli una più perfetta conoscenza della lingua,* *dichiara* *che il metodo orale debba essere preferito a quello della mimica nell'educazione ed istruzione dei sordomuti."* I sordi presenti, che sono contrari a questa risoluzione finale, chiedono la parola, ma non viene loro concessa. I motivi di questa scelta rigida sono così riassumibili. – Il Governo del nuovo Regno mirava a un'unificazione anche linguistica del Paese, e in quest'ottica non c'era spazio per le minoranze linguistiche. – Le scienze umanistiche e pedagogiche identificavano la parola con il mondo dell'idea, dell'astrazione, della ragione e il gesto con la concretezza e materialità. – Il clero, che gestiva in gran parte l'educazione dei sordi, fece della parola il proprio cavallo di battaglia spirituale e confessionale: "Aggiungerò che per un prete cattolico è una necessità che i muti parlino, perché abbiamo la confessione e in campagna il prete intenderà tutto il contrario di quello che il povero sordomuto dirà coi gesti". (Atti del Congresso, 1880). Nella realtà i gesti sopravviveranno proprio negli istituti nella confessione, nella celebrazione della Messa, nella comunicazione degli avvisi. I sordi continueranno a comunicare tra loro in segni, con una sorta di bilinguismo non ufficiale.

Fatti e opinioni
I sordi e la LIS

Succede sempre più spesso di vedere in televisione, nei convegni, all'università un interprete che muovendo le mani traduce le parole in lingua dei segni oppure dà la voce a una persona sorda segnante. Quei rapidi movimenti delle mani, i segni, sono una vera e propria lingua, con una grammatica e una sintassi, sia pure diverse da quelle delle lingue vocali. Risalgono alla fine degli anni Cinquanta i primi studi in USA che dimostrarono, grazie alle ricerche di William Stokoe, che la lingua dei segni americana (ASL) aveva le stesse caratteristiche linguistiche delle lingue vocali; in Italia dobbiamo aspettare la fine del 1970 con gli studi del gruppo di Virginia Volterra sulla LIS.

Ogni lingua ha una sua grammatica e una sua sintassi. Per i nomi, per i quali non esiste il segno, si usa la dattilologia (v. fig. 2.2), cioè l'alfabeto manuale dei sordi. Le persone udenti e sorde, che frequentano la comunità, hanno un segno-nome per essere identificate (v. fig. 2.3).

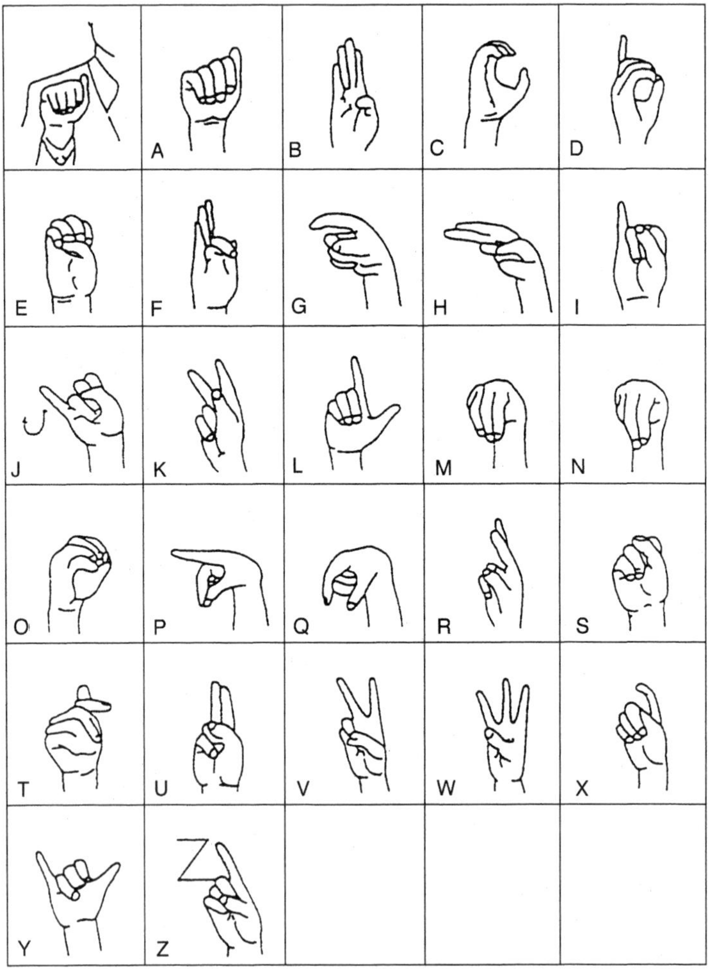

Fig. 2.2 La dattilologia o alfabeto manuale.

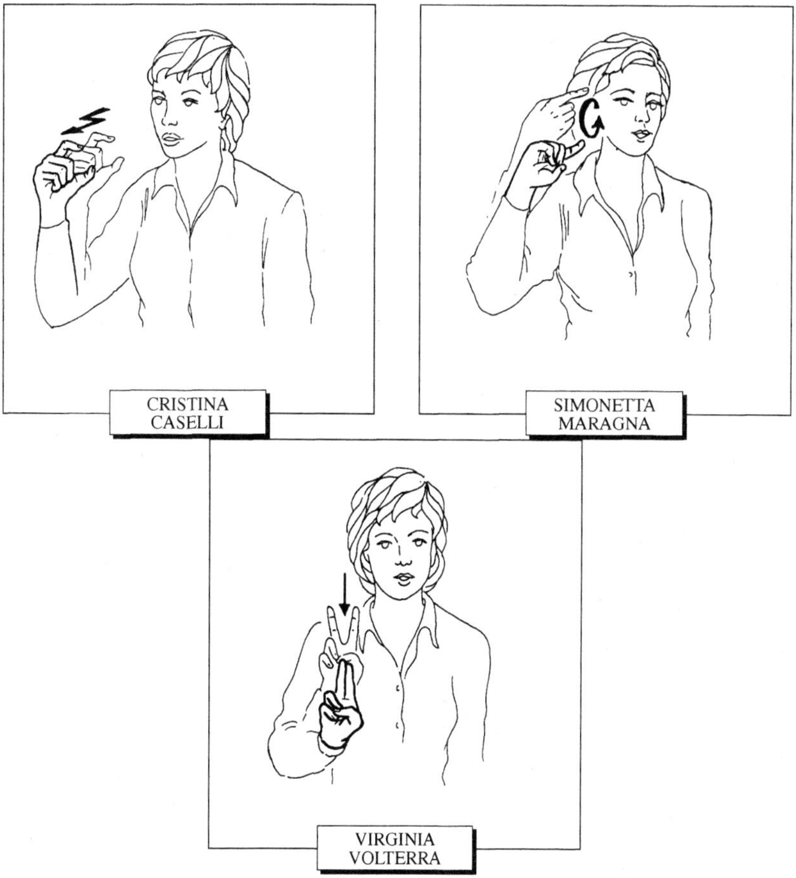

Fig. 2.3 Alcuni esempi di segni-nome (da Caselli M. C. et al., *Linguaggio e sordità*, Il Mulino 2006)

Analogamente a quanto avviene per le lingue vocali, ogni nazione ha una propria lingua dei segni, con ulteriori varietà regionali e addirittura con qualche differenza lessicale nell'ambito della stessa città, dovuta a quanto ancora sopravvive delle diversità linguistiche che c'erano tra i vari istituti per sordi. Così abbiamo la LIS, l'ASL (America Sign Language), il BSL (British Sign Language), la LSF (Langue des Signes Française) e così via.

È stato fatto anche un tentativo di creare una lingua dei segni unica, così come avvenne con l'Esperanto, ma senza grande successo; attualmente la lingua dei segni più utilizzata in ambito internazionale è l'ASL.

La fonte più antica sui sordi che parlano muovendo le mani è un brano di Platone, ma le prime notizie storiche sull'utilizzazione dei segni nell'educazione dei bambini sordi risalgono alla fine del Cinquecento, quando Pedro Ponce de León viene chiamato da un nobile castigliano a educare i suoi tre figli sordi. Il suo metodo verrà ripreso e descritto da Juan Pablo Bonet nel 1620. Celebri furono poi nel Settecento le dimostrazioni che l'abate l'Epée dell'Istituto statale dei sordomuti di Parigi faceva pubblicamente sull'efficacia del suo metodo educativo, utilizzando i segni per insegnare ai sordi anche il latino. Fino ad allora i grandi educatori dei sordi erano stati gelosi dei loro metodi d'insegnamento.

In Italia nel 1784 viene fondato a Roma prima a casa dell'Avv.to Di Pietro e nell'Ospizio di S. Maria degli Angeli e poi in Via Nomentana 56, il primo istituto per sordi (v. tab. 2.1).

Questo istituto ancora oggi rappresenta un punto di riferimento per la comunità, perché è diventato un Centro sulla sordità che offre servizi di documentazione, consulenza, formazione e aggiornamento (v. sito www.istitutosordiroma.it). L'Istituto si deve trasformare in Ente nazionale di supporto all'integrazione degli alunni sordi.

Molte notizie preziose sulla storia e sull'educazione dei sordi sono state diffuse dalla mostra *I segni come parole*, che si è tenuta a Genova e a Roma nel 1998, organizzata dall'Istituto di Psicologia del CNR, dall'Ente nazionale sordomuti e dall'Istituto statale dei sordomuti di Roma[7] e in parte finanziata dal MURST. Chi è interessato ad avere maggiori informazioni ne trova una selezione su Internet sia in Italiano che in Inglese.[8]

Film come *Nel paese dei sordi, Marianna Ucria, Dove siete? Io sono qui, Addio Mister Holland* e il più famoso *Figli di un Dio minore*, insieme a libri come *Vedere voci* di Oliver Sacks e *Il volo del gabbiano* di Emanuelle Laborit hanno senz'altro contribuito ad avvicinare il grande pubblico alla lingua dei segni dei sordi.

Il Parlamento europeo ha da tempo votato una risoluzione con cui raccomanda agli Stati membri di inserire la lingua dei segni in tutti i settori sociali, compresa la scuola (v. cap. 9). Ma già da tempo da parte di genitori, insegnanti, logopedisti, operatori c'è interesse per questa modalità comunicativa che indubbiamente rende più semplice, più veloce e soprattutto più completa la trasmissione delle conoscenze culturali. Non a caso molti di loro si iscrivono ai corsi di lingua dei segni a pagamento.

[7] Il nome Istituto Statale Sordomuti è stato cambiato in Istituto Statale per Sordi a seguito della L.95/2006

[8] http://www.istc.cnr.it/mostralis/

Per saperne di più

Ardito B., Caselli M.C., Ossella T. e Pizzuto E., "La valutazione del bambino in età prescolare e indicazioni per l'intervento" in Frasson S. e Lena L. (a cura di), *Diagnosi precoce e prevenzione dei disturbi del linguaggio e della comunicazione*, Del Cerro, Tirrenia, Pisa, 1997

Balit V., Maragna S. e Zatini F. (a cura di), *Conoscere la sordità. I sordi e l'ENS*, Ente Nazionale Sordomuti Centro Documentazione V. Ieralla, Roma, 1998

Bonet J. P., *Redución de las letros y arte para enseñar a hablar a los mudos*, Abarca de Angulo, Madrid, 1620

Caselli M. C., Maragna S., Volterra V., *Linguaggio e sordità*, il Mulino, Bologna, 2006

Celo P., *Uno sguardo storico sulla lingua dei segni italiana* in Dallasta F., *L'istruzione dei sordomuti a Parma nell'Ottocento*, ENS, Parma, 1997, pp. 53-67

Corazza S., *La lingua dei segni nell'educazione dei sordi* in "L'educazione dei sordi", 4, 1991, pp. 311-320

Corazza S., *Storia della Lingua dei Segni nell'educazione dei sordi italiani* in Porcari Li Destri G. e Volterra V. (a cura di), Passato e presente: uno sguardo sull'educazione dei sordi in Italia, Gnocchi, Napoli, 1995, pp. 77-102

Curtiss S., *Genie: a Psycolinguistic Studies of a Modern Deaf "Wind Child"*, Academic Press, New York, 1977

Dallasta F., *L'istruzione dei sordomuti a Parma nell'Ottocento*, ENS, Parma, 1997

De Capua B. et al., *Screening audiologico neonatale con otoemissioni acustiche da transienti (TEOAE): risultati e commenti di un anno di esperienza* in "L'Educazione dei sordi", 1, 1999, p. 9

Del Bo M. e Cippone De Filippis A., *La sordità infantile grave. Nuove prospettive mediche e nuovi metodi di rieducazione*, Armando, Roma, 1988

Facchini G. M., "Commenti al Congresso di Milano", in Porcari Li Destri G. e Volterra V, (a cura di), *Passato e Presente: uno sguardo sull'educazione dei sordi in Italia*, Gnocchi, Napoli, 1995, pp. 17-43

Folchi A. e Mereghetti E., "Tre educatori sordi italiani" in Porcari Li Destri G. e Volterra V. (a cura di), *Passato e Presente: uno sguardo sull'educazione dei sordi in Italia*, Gnocchi, Napoli, 1995, pp. 61-75

Furth H., *Pensiero senza linguaggio*, Armando, Roma, 1971

Lane H., *Il ragazzo selvaggio dell'Aveyron*, Piccin, Padova, 1988

Mottez B., "Ostinarsi contro il deficit significa spesso aggravare l'handicap: l'esempio dei sordi" in Montanini Manfredi M., Fruggeri L., Facchini M., *Dal gesto al gesto*, Cappelli, Bologna, 1979

Palmerini C., *Quando la sordità è nei geni*, in Le Scienze, 9, 361, 1998

Pigliacampo R., *Il genio negato. Giacomo Carbonieri*, Cantagalli, Siena, 2001

Pinna P., Pagliari Rampelli L., Rossini P. e Volterra V., "Testimonianze scritte e non scritte di un Istituto per i sordi a Roma", in Porcari Li Destri G. e Volterra V. (a cura di), *Passato e Presente: uno sguardo sull'educazione dei sordi in Italia*, Gnocchi, Napoli, 1995, pp. 105-153

Pizzuto E., Corazza S., Cameracanna E., "Morfologia dei nomi e classificatori nella lingua dei segni italiana (LIS)" in Caselli M. C. e Corazza S., *LIS Studi, esperienze, ricerche sulla lingua dei segni in Italia*, DelCerro, Tirrenia (Pisa), 1997

Pizzuto E., Volterra V., Boyes Braem P., "Come sordi e udenti stranieri capiscono i segni della LIS", *L'Educazione dei sordi*, 1, 1998, pp. 45-60

Porcari Li Destri G. e Volterra V, (a cura di), *Passato e Presente: uno sguardo sull'educazione dei sordi in Italia*, Gnocchi, Napoli, 1995

Radutzky E., "Cenni storici sull'educazione dei sordi e la lingua dei segni", in Radutzky E. (a cura di), *Dizionario bilungue elementare della Lingua Italiana dei segni*, Edizioni Kappa, Roma, 2001, pp. 11-19

Radutzky E., "Cenni storici sull'educazione dei sordi in Italia dall'antichità alla fine del Settecento" in Porcari Li Destri G. e Volterra V. (a cura di), *Passato e Presente: uno sguardo sull'educazione dei sordi in Italia,* Gnocchi, Napoli, 1995, pp. 3-15

Stokoe W., *Sign Language structure: an outline of the visual communication system of the American deaf* in "Studies in Linguistics", Occasional Paper, 8, 1960

Stokoe W. e Volterra V., SLR '83: *Sign Language Research*, Silver Spring (Md) - Roma Linstok Press - Istituto di Psicologia del CNR, 1985

Volterra V. (a cura di), *I segni come parole*, Boringhieri, Torino, 1981

Volterra V. (a cura di), *Educazione bilingue e bimodale nel bambino sordo*, Nucleo monotematico, Età evolutiva, 20, 1985, pp. 55-109

Volterra V. (a cura di), *La Lingua dei segni italiana*. Il Mulino, Bologna, 2004

Volterra V., *Gli insegnanti sordi nell'educazione: passato, presente e futuro. L'educazione dei sordi*, "Collane-Incontri e Convegni, I", 1992, pp. 46-51

Zatini F. (a cura di), *Di tutto e di tutti circa il mondo della sordità (Enciclopedia)*, Offset System, Firenze, 1993

Zatini F., *Storia degli istituti per sordomuti in Italia*, in Porcari Li Destri G. e Volterra V, (a cura di), *Passato e Presente: uno sguardo sull'educazione dei sordi in Italia*, Gnocchi, Napoli, 1995, pp. 257-305

Zatini F., *I 60 anni di lavoro del presidente più amato dai "silenti italiani" Vittorio Ieralla*, Ente Nazionale Sordomuti, Roma, 1998

Zuccalà A. (a cura di), *Cultura del gesto cultura della parola. Viaggio antropologico nel mondo dei sordi*. Atti del Convegno 15/16 Aprile, Università di Roma "La Sapienza", Meltemi Editore, Roma, 1997

3
Il ruolo della famiglia

3.1 Accettare il deficit

La scoperta della sordità del proprio figlio non avviene mai repentinamente e del tutto inaspettatamente, ma, come abbiamo visto, è preceduta spesso da una serie di segnali che suonano da campanello d'allarme. Quando però si arriva a una diagnosi certa e i genitori capiscono che i loro dubbi erano fondati, si innescano alcune reazioni psicologiche che modificano quello che era il clima della famiglia. Ha un peso rilevante anche il modo in cui viene comunicata la notizia, perché il medico può *drammatizzare* il problema oppure può rassicurare i genitori.

Le reazioni variano secondo la personalità dei genitori, il loro livello culturale, l'*entourage* familiare e anche il fatto che il figlio sia o no il primogenito. Sono però tutte caratterizzate da un grande dolore psichico, di fronte al quale si può reagire con incredulità e angoscia, impotenza, collera, senso di colpa. La domanda che si affaccia prepotentemente è: *perché è successo proprio a me?*

Ogni genitore affronta il lungo cammino verso l'accettazione del deficit in modo diverso, ma il sentimento che domina nel tempo è un senso di frustrazione continua perché il bambino non capisce quello che si cerca di comunicargli e i genitori hanno difficoltà a comprendere quello che lui vuole dire. Un sentimento che si propone di continuo nella vita quotidiana, ogni volta che sorgono difficoltà nel comprendere e nel riconoscere i bisogni del bambino, da cui può derivare anche del rancore.

Quasi sempre i genitori sono soli nell'affrontare la sordità, di cui capiscono solo in parte le problematiche, e spesso finiscono con l'identificarsi in modo esagerato con il proprio figlio (iperidentificazione).

Le reazioni e la capacità di adattarsi alle difficoltà connesse è spesso differente per il padre e per la madre, sebbene oggi i ruoli all'interno della famiglia siano meno rigidi di una volta. La madre infatti continua ad avere un ruolo primario e spesso il bambino sordo, a causa delle difficoltà comunicative, continua a dipendere da lei molto più a lungo di quanto accade per il bambino udente. Il padre invece tende ad avere nei confronti del figlio sordo maschio forti preoccupazioni sulle sue possibilità di diventare una persona matura e responsabile. Nei confronti della figlia femmina prevalgono spesso timori eccessivi sulla sua sicurezza, soprattutto in età adolescenziale, e sui suoi rapporti amorosi.

L'atteggiamento dei genitori ha un ruolo essenziale nell'accettazione del deficit da parte del figlio e nella fiducia che il ragazzo avrà in se stesso.

A livello razionale essi vedono la perdita d'udito come una lesione dell'integrità fisica, una minorazione che implica la perdita di una parte del corpo e temono l'isolamento sociale che ne deriva: isolamento prima dalla voce materna, poi dal mondo degli udenti.

I sentimenti provati dai genitori sono però diversi da quelli provati dal bambino, perché esistono profonde differenze tra il crescere sordo e il crescere udente, oltre alle implicazioni psicologiche differenti che ci sono nel vivere una minorazione da piccoli o da adulti. Quando si è grandi, infatti, l'udito non è solo parte integrante delle funzioni del corpo, ma ha anche un ruolo nelle rappresentazioni psicologiche con le quali un individuo forma l'idea di se stesso e la propria immagine interiore. Il genitore si trova comunque da solo ad affrontare questi sentimenti, perché quasi mai ha contatti con altri genitori di ragazzi sordi più grandi o con adulti sordi.

Comincia così in lui un lungo processo che porta all'accettazione del deficit e quindi alla rinuncia di avere un figlio assolutamente normale. Il ridimensionamento delle proprie aspettative porta a una valutazione realistica delle possibilità del bambino, mentre l'ostinazione contro il deficit non fa che accrescere l'handicap. Questa accettazione però avviene raramente in tempi brevi. Spesso la famiglia non riesce ad abbandonare del tutto le illusioni di normalità, si aggrappa con fiducia alla promessa del logopedista che il bambino riuscirà a comunicare in modo chiaro e accetta gli scarsi progressi considerandoli solo una tappa per arrivare a possedere in modo completo la lingua vocale.

Solo con il passare degli anni la famiglia accetta i limiti che derivano dalla sordità, ma ormai il percorso educativo è in gran parte compiuto, a volte con gravi danni psicologici per il bambino.

Troppo spesso i genitori vengono infatti illusi dalla convinzione che se il bambino parlerà bene non ci saranno problemi, un'affermazione che è stata per anni il cavallo di battaglia degli operatori rigidamente oralisti. Non solo il parlare bene è un obiettivo che nel caso della sordità profonda non è quasi mai raggiunto in modo completo, perché esistono parti del discorso che creano comunque difficoltà alle persone sorde (v.cap. 5) in quanto strettamente collegate al deficit, ma quest'affermazione non tiene conto dei risvolti psicologici e sociali della sordità, che hanno un ruolo essenziale nella qualità della vita, e spesso l'adolescenza fa esplodere le contraddizioni di un'educazione mirata a negare il deficit.

Non a caso proprio in quelle aree dell'Italia in cui in questi ultimi anni è stato possibile attuare in modo quasi generalizzato una diagnosi, una protesizzazione e una rieducazione al linguaggio tempestive e precoci, troviamo intere generazioni di giovani sordi che parlano bene ma sono in crisi con la vita. Si tratta di ragazzi che hanno una buona lettura labiale e una discreta competenza linguistica, che hanno avuto un iter educativo nelle scuole comuni, che hanno raggiunto un'accettabile preparazione culturale, ma quando arrivano nell'età dell'adolescenza entrano in depressione. Si accorgono con amara consapevolezza di essere comunque diversi da quel modello di normalità rincorso per anni; si sentono confusi rispetto alla loro identità; cercano rapporti meno superficiali di quelli che riescono a tessere con gli udenti, con modalità comunicative più spontanee e meno faticose della lettura labiale, e... vanno a cercare gli altri sordi.

Si tratta di una vera e propria ondata di ritorno di adolescenti sordi che, dopo aver vissuto un iter rigidamente oralista, verso i 16-18 anni imparano la lingua dei segni e cominciano a frequentare la comunità dei sordi. Questo fenomeno ci dovrebbe far riflettere.

Diversa è la situazione del bambino che nasce in una famiglia sorda. Una ricerca di Roberta Tomassini (1999) condotta su un campione di adolescenti sordi, figli di sordi, confrontati con adolescenti sordi, figli di udenti, ha mostrato grandi differenze tra i due sistemi familiari. Premessa l'importanza delle relazioni all'interno della famiglia per la costruzione della personalità dell'adolescente, è emerso che i genitori sordi avevano una grande stima dei loro figli e gli adolescenti di questo nucleo avevano un alto livello di autostima; nelle famiglie udenti, invece, il figlio sordo veniva considerato insicuro, sognatore, immaturo, dipendente, e questi ragazzi avevano livelli di autostima più bassi. Dall'indagine è risultato che un elemento fondamentale per favorire un positivo sviluppo emotivo e affettivo è la comunicazione, nel senso di condividere uno stile comunicativo. Di qui l'importanza, secondo l'autrice, che i genitori udenti imparino la lingua dei segni per una condivisione del canale comunicativo con i loro figli.

3.2 Dubbi e incertezze

La nascita di un bambino sordo è dunque un evento traumatico per la famiglia udente che, a differenza di quella sorda, non è minimamente preparata a un'evenienza del genere.

La grande difficoltà dei genitori è nel dover affrontare da soli tutte le problematiche che derivano dal deficit acustico, senza poter contare su veri e propri centri di consulenza che sappiano dare informazioni complete sui vari iter educativi e sulle scelte che si devono affrontare. I pochi punti di consulenza che esistono hanno quasi sempre il difetto di proporre iter già prestabiliti e di non offrire una panoramica generale sulle possibilità educative, sottolineandone i pro e i contro (v. tab. 3.1):

- l'iter educativo per imparare a parlare;
- la scuola e l'integrazione sociale;
- i rapporti interpersonali (amicizie e amori);
- il futuro: università o lavoro?

Tab. 3.1 La famiglia e il bambino sordo

- imparare a parlare
  - → il metodo orale
  - → il metodo bimodale
  - → l'educazione bilingue
    - { l'assistente alla comunicazione sordo
    - il corso di Lis per i genitori
    - la frequentazione di coetanei e adulti sordi
    - i segni a scuola
- l'integrazione sociale
  - → il mondo degli udenti
  - → il mondo dei sordi
- la scuola
  - → le difficoltà (area socio-affettiva e cognitiva)
  - → l'aiuto della famiglia: autonomia e senso di responsabilità
  - → lettura e scrittura: tecnologie (sottotitoli/computer)
    - segni (Lingua dei segni italiana o Italiano segnato)
- rapporti interpersonali
  - → dall'individuo al gruppo
  - → adolescenti e adulti
  - → amicizie e amori
- lavoro o università
  - → quale futuro?
  - → consapevolezza dei diritti
  - → individuo/associazione

In altri Paesi, come per esempio negli USA, la famiglia viene per così dire presa in carico da un'istituzione di *counseling*, e seguita anche con un supporto psicologico durante lo sviluppo evolutivo del bambino; di fatto viene aiutata nelle scelte cruciali (gli iter sopracitati) che un genitore deve affrontare.

L'iter educativo

In Italia e nei Paesi occidentali, in relazione all'educazione del bambino sordo alla lingua vocale si possono distinguere a grandi linee tre aree:
- metodi oralisti;
- metodo bimodale;
- educazione bilingue.

Metodi oralisti. Nell'ambito di questa dicitura ci sono diverse metodiche, che hanno la caratteristica comune di non utilizzare la lingua dei segni, con la convinzione che il gesto uccide la parola. L'altro elemento comune è il forte coinvolgimento della madre nella terapia, con il rischio spesso di confondere il ruolo materno con quello logopedico, con conseguenze psicologiche negative. Uno dei più diffusi è il Verbo Tonale, ideato negli anni '50 da Petar Guberina, professore di Linguistica all'Università di Zagabria. Da ricordare anche il metodo multidisciplinare di Itala Ripamonti, che utilizza il gioco con la musica e il ballo per potenziare l'espressività, guardando al bambino nella sua globalità (v. tab. 3.2).

Tab. 3.2 Tabella riassuntiva dei metodi oralisti

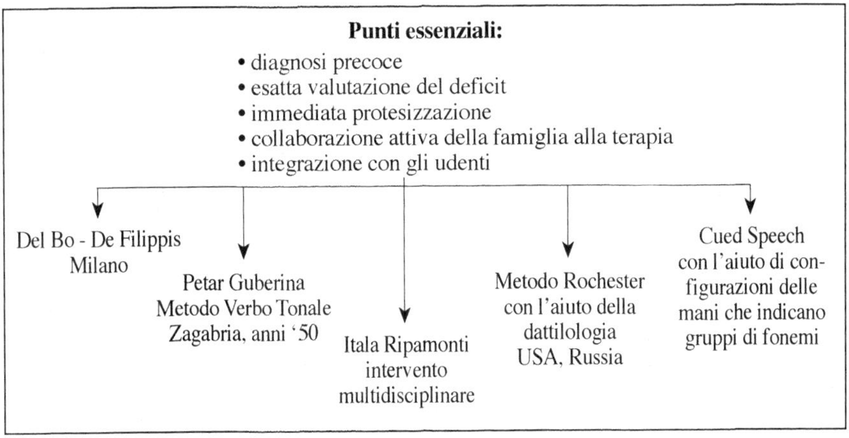

Metodo bimodale o misto. Ha la caratteristica di utilizzare una doppia modalità: quella acustico-verbale perché si parla, e quella visivo-gestuale perché si segna, ma un'unica lingua, l'Italiano. Si accompagna cioè la parola con il segno, ma mantenendo nella frase l'ordine delle parole dell'Italiano. Quando ad esempio per i nomi propri non esiste il segno corrispondente, si utilizza la dattilologia o alfabeto dei sordi, il logopedista lavora sempre su tre livelli: stimolazione fono-acustica, lettura labiale e stimolazione cognitivo-linguistica. È stato proposto da Hilde Schlesinger e diffuso in Italia da un gruppo di logopediste, in una versione rivisitata[1] (v. tab 3.3).

Tab. 3.3 Metodo bimodale o misto

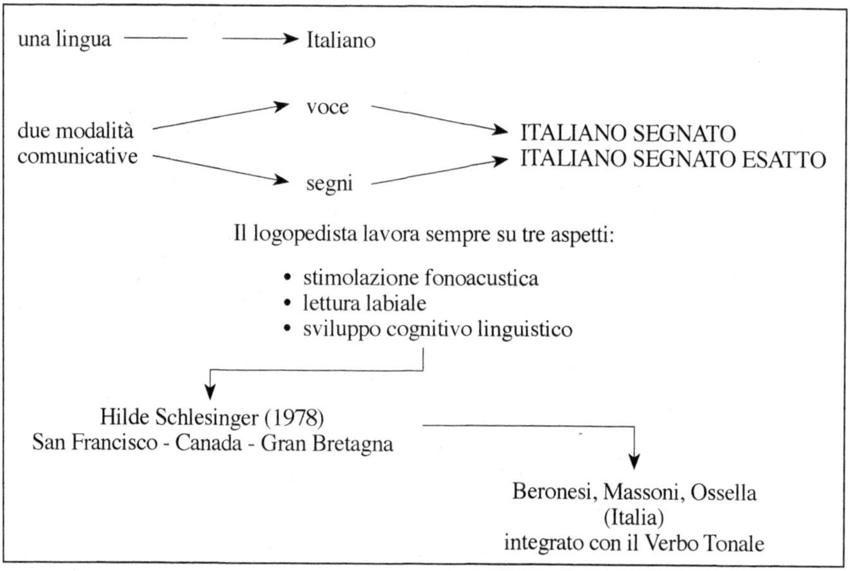

Educazione bilingue. Si tratta di qualcosa di più di un metodo, perché il bambino viene esposto contemporaneamente alla lingua vocale e alla lingua dei segni. L'Italiano parlato e scritto viene appreso con la terapia logopedica, mentre la LIS è acquisita in modo spontaneo e naturale perché viaggia sulla

[1] Il metodo bimodale, diffuso in Italia da Sandra Beronesi, Piera Massoni e Teresa Ossella, è descritto in Beronesi S., Massoni P., Ossella T., *L'italiano segnato esatto nell'educazione bimodale del bambino sordo*, Omega, Torino, 1991 e in Massoni P. e Maragna S. *Manuale di logopedia per bambini sordi*, Franco Angeli, Milano, 1997

modalità visivo-gestuale, e quindi su un canale integro. Alla base c'è la convinzione che la possibilità per il bambino sordo di acquisire una lingua (quella dei segni) con gli stessi tempi e le stesse modalità con cui i bambini udenti imparano a parlare porta senz'altro dei vantaggi nel suo sviluppo evolutivo e facilita l'apprendimento della stessa lingua vocale (v. tab. 3.4).

Tab. 3.4 Educazione bilingue

Punti essenziali:

- diagnosi precoce
- esatta valutazione del deficit
- immediata protesizzazione
- intervento logopedico (metodo bimodale o metodo orale)
- acquisizione precoce della Lingua dei segni italiana
- collaborazione attiva della famiglia alla terapia e uso dei segni in famiglia
- frequentazione di altri sordi
- integrazione con gli udenti

per i genitori udenti		**per i genitori sordi**
LIS	→ *assistente alla com. sordo* → *corso LIS* → *comunità dei sordi*	*lingua naturale*
ITALIANO	*terapia logopedica*	*terapia logopedica*

Nel prossimo capitolo ci soffermeremo su quest'ultima possibilità, che è senz'altro la più innovativa e al tempo stesso la più antica, nel senso che riprende la tradizione dei grandi educatori dei sordi.

La scuola e l'integrazione sociale

La scuola rappresenta, in ordine cronologico, la seconda problematica che la famiglia si trova ad affrontare; essa è per il bambino sordo il primo vero e proprio impatto, non mediato dalla famiglia, con il mondo degli udenti, spesso in un'età che corrisponde alla scuola dell'infanzia. Il ruolo dei genitori è quello di aiutare e incoraggiare il bambino in questo inserimento che deve diventare integrazione, ma è anche quello di colmare le carenze che spesso l'organizzazione scolastica mostra. Avviene infatti con più frequenza di quanto si possa immaginare che siano proprio i genitori a dare informazioni sulla sordità agli insegnanti curricolari, che non ne sanno niente; a sostituirsi a casa al lavoro che avrebbe dovuto fare a scuola il docente di sostegno, che non c'è perché nominato in ritardo o perché ha avuto troppe poche ore per poter seguire bene l'allievo o, ancora peggio, non è capace di operare in modo adeguato; a sollecitare il dirigente scolastico perché convochi come la legge prevede il GLH (Gruppo di Lavoro per l'Handicap) che riunisce i diversi operatori e la famiglia per elaborare il processo educativo (v. anche cap. 8.1); a battere i pugni perché l'Ente locale nomini un assistente alla comunicazione.

A volte succede che la famiglia non sia in grado di fare tutto questo perché non ha gli strumenti culturali per imporsi, con risvolti drammatici per l'educazione del bambino sordo; altre volte invece avviene che la situazione sia buona, con docenti motivati e un dirigente scolastico preparato. Dalle indagini condotte emerge infatti (e lo vedremo meglio nel cap. 6) che la situazione scolastica in Italia è molto variegata, ma la famiglia resta comunque il perno dell'integrazione.

Più si va avanti nei gradi scolastici, maggiore è l'impegno che si chiede alla famiglia; così avviene che nella scuola superiore, proprio quando i genitori sperano di poter essere meno presenti, diventa invece maggiore la necessità per l'adolescente sordo di avere un supporto sia sul piano affettivo, in quanto i disagi psicologici dell'adolescenza sono spesso acuiti dalla sordità e soprattutto dal prendere veramente coscienza del proprio deficit, sia perché i contenuti scolastici appaiono molto più impegnativi e le difficoltà linguistiche più evidenti.

Fino a pochissimi anni fa la volontà politica di avviare e favorire l'inserimento nelle scuole comuni aveva creato come una sorta di veto, nelle sedi istituzionali, di fare un bilancio di questi decenni di integrazione, quasi con il timore che le critiche potessero implicare il ritorno alle scuola speciali. Solo da un po' di tempo il Ministero della pubblica istruzione ha avviato un processo di revisione critica, con interventi mirati a migliorare la situazione, potenziando la preparazione degli insegnanti di sostegno già di ruolo attraverso i corsi di alta qualificazione.

Nel frattempo abbiamo avuto intere generazioni di giovani sordi che sono usciti dalla scuola con una formazione culturale inferiore alle loro potenzialità. Quando questo non è avvenuto, il merito è stato in gran parte della famiglia.

I rapporti interpersonali

Il vero banco di prova dell'integrazione sociale si rivelano però le amicizie e gli amori.

Se è facile da piccoli giocare insieme perché il contesto comunicativo è semplice, via via che il bambino cresce si accorge che gli amici udenti mostrano fastidio e insofferenza rispetto alle sue ripetute richieste di spiegazione, che a volte vengono poste anche in momenti inopportuni. Più cerca di uniformarsi al modello udente, più sente lo sforzo e la fatica per annullare una diversità che comunque resta perché le barriere comunicative si possono abbattere, ma il deficit non si può cancellare.

Come abbiamo detto, intorno ai 16 anni molti di questi ragazzi entrano in crisi, a volte anche con forme di grave depressione, rispetto al modello udente proposto loro, ed è intorno a quest'età che decidono di andare a conoscere gli altri sordi, avvicinandosi ai circoli dell'ENS, e se trovano un ambiente favorevole imparano la lingua dei segni, anche se hanno genitori fautori di un rigido oralismo. Succede così che molti di loro finiscono con l'avere amici udenti e amici sordi.

L'altro momento delicato è quello dei primi amori. Una volta, al tempo delle scuole speciali, i sordi si sposavano quasi esclusivamente tra di loro perché i convitti, nonostante la netta separazione tra i due sessi, erano comunque luoghi di incontro; oggi sembra strano che molti continuino a scegliere un partner sordo. Molti adulti sordi, interrogati sulle loro storie amorose, confessano di aver avuto partner udenti, ma di essersi convinti, proprio attraverso le esperienze, che la differenza era troppo forte, che la difficoltà a inserirsi in un gruppo di udenti creava frizioni con l'innamorato/a, che esisteva una diversa sensibilità e un modo differente di cogliere le sfumature della vita.

I genitori spesso tentano di ostacolare questi matrimoni, sia per paura dei fattori ereditari e quindi di nipoti sordi, sia per timore delle difficoltà che oggettivamente si possono incontrare nella vita quotidiana, anche se tra i vari handicap la sordità è quello che permette di essere più autonomi.

La mia convinzione personale è che vadano rispettate le scelte d'amore di questi giovani, soprattutto in un'epoca come la nostra in cui i matrimoni vanno facilmente in frantumi.

Il futuro: università o lavoro?

Quando l'iter scolastico è completato, il giovane sordo si trova a dover scegliere tra il proseguimento degli studi all'università o l'inserimento nelle attività lavorative. Il diploma conseguito consente, nella maggioranza dei casi, di accedere direttamente al mondo del lavoro perché prevale la frequenza degli istituti professionali o tecnici per geometri e ragionieri.[2]

Il ruolo della famiglia consiste nell'aiutare il ragazzo in questa ultima scelta, anche se in realtà ormai l'input è stato dato.

Nel cap. 7 tratteremo in modo più specifico queste due possibilità; quello che vogliamo qui sottolineare è la maggiore consapevolezza che il giovane sordo ha nell'iscriversi all'università rispetto ai suoi coetanei udenti. Mentre per molti udenti l'università è diventata una sorta di parcheggio in attesa di un lavoro che non arriva, il ragazzo sordo che sceglie di iscriversi a una facoltà (e vedremo nel cap. 7 quanto sia rara questa decisione), lo fa perché è veramente convinto di proseguire gli studi, consapevole delle difficoltà che lo aspettano. L'università diventa quindi la sfida estrema per abbattere le barriere comunicative, per poter accedere ai più alti gradi della cultura.

Sempre all'età adulta sono collegati altri aspetti, quali la consapevolezza dei propri diritti e l'associazionismo. Negli ultimi anni l'atteggiamento delle istituzioni nei confronti non solo dei sordi ma dei disabili in genere è profondamente mutato; la legge 104 del 1992 sui diritti degli handicappati rappresenta un vero e proprio spartiacque tra il passato e il presente.

Sull'altro fronte troviamo il diverso atteggiamento dei sordi che non vogliono più delegare agli udenti le richieste per migliorare la loro qualità della vita, e il ruolo dell'Ente nazionale sordomuti, l'associazione *storica* che per legge (l. 698/50) ha la rappresentanza e la rappresentatività della categoria.

Sono lontani infatti i tempi in cui i sordi manifestavano per non pagare il canone dell'abbonamento alla RAI; oggi l'ENS chiede, in nome del canone che i suoi iscritti pagano, l'accesso alle trasmissioni televisive in diretta mediante sottotitoli e programmi con l'interprete di Lingua dei segni italiana. Anche il termine "sordomuto" è stato finalmente abolito dalla legge n. 95/2006 (nuova disciplina in favore dei minorati uditivi) che lo ha sostituito con quello di "sordo".

[2] Da un'indagine condotta nella realtà romana negli anni 1994/95 su 90 ragazzi sordi frequentanti le scuole superiori ne risultavano iscritti al liceo solo 2 (v. Maragna et al., 1997).

Fatti e opinioni
Diversi da chi?

Intervista realizzata da Giovanni Paolo Fontana, autore e conduttore della trasmissione telefonica *Diversi da chi?* legata alle tematiche dell'handicap e in onda su RadioUno RAI:

D. Signora Ida Collu, lei è il Presidente dell'Ente nazionale sordomuti. Che funzione ha oggi questa associazione? È vero che sta avvenendo una sorta di rivoluzione all'interno della comunità dei sordi?

R. L'ENS è l'associazione storica che tutela e difende i diritti delle persone sorde, ma è anche l'associazione che promuove la crescita, l'autonomia e l'integrazione delle persone sorde. Nel mondo dei sordi, infatti, sta avvenendo una vera e propria rivoluzione, perché la comunità dei sordi non vuole più delegare agli udenti le scelte fondamentali per l'educazione dei bambini sordi e per migliorare la qualità della vita. I sordi adulti hanno acquisito la consapevolezza di appartenere a una minoranza con una propria lingua, che è la lingua dei segni, e con una propria cultura. La legge 104 sui diritti degli handicappati, per quanto incompleta, apre però nuove possibilità nell'educazione dei bambini sordi prevedendo la possibilità di affiancare al bambino come educatore/assistente alla comunicazione, un adulto sordo, il cui ruolo è di rafforzare sia l'identità di questo bambino affinché accetti il proprio deficit, facendogli capire che la diversità è anche ricchezza, sia di esporre in modo naturale questo bambino all'acquisizione della lingua dei segni che, viaggiando sulla modalità visiva che è integra, può essere acquisita facilmente e spontaneamente, a differenza dell'Italiano che deve essere appreso con la terapia logopedica, terapia (non dimentichiamolo) che può durare anche 10-12 anni.

La figura dell'assistente alla comunicazione viene sempre più richiesto dalle famiglie udenti con bambini sordi che desiderano che il loro figlio sia bilingue, che cioè conosca bene sia l'Italiano parlato e scritto che la Lingua dei segni italiana.

D. Perché parla di bambini sordi bilingui?

R. Farò un esempio semplice. Anche se la famiglia riesce ad avere una diagnosi precocissima della sordità e interviene tempestivamente con le protesi e la terapia logopedica (cosa molto giusta), tuttavia passano alcuni anni prima che il bambino possa leggere dalle labbra e pronunciare piccole frasi.

E nel frattempo? Nel frattempo la comunicazione con la mamma, la famiglia e il mondo esterno è molto difficoltosa e quindi limitata. Con i segni, invece, anche la mamma udente può comunicare con il bambino sordo così come fa con un bambino udente: può dirgli che lo ama, può consolarlo quando si fa male, può distoglierlo dai capricci, può insegnargli a stare attento ai pericoli e soprattutto può capire quello che il bambino dice. Così la mamma evita che al deficit si possa aggiungere un ritardo nell'apprendimento. Dobbiamo infatti sempre tenere a mente che le persone sorde hanno solo un problema di comunicazione.

D. Come fa un genitore udente a imparare i segni?

R. Oggi è facilissimo. In moltissime città italiane si tengono corsi di Lingua dei segni italiana organizzati dall'ENS (l'indirizzo delle varie sedi dell'ENS è sull'elenco telefonico) ma anche da altre associazioni di sordi.

D. Perché lei segna?

R: Io parlo benissimo e ho un'ottima lettura labiale perché sono diventata sorda a 5 anni a causa di una meningite. Ma se qui non avessi avuto l'interprete che mi sta dando la voce, Laura Santarelli, non avrei potuto partecipare alla sua trasmissione. Perché è vero che la mia voce è comprensibile, ma è comunque la voce di una persona sorda profonda e inevitabilmente al microfono subisce un'alterazione che la rende meno limpida e chiara. Questo è solo uno dei tanti motivi per cui le persone sorde devono essere bilingui, devono cioè saper usare bene sia l'Italiano che la Lingua dei segni italiana.

D. Lei che è una persona sorda adulta, ben inserita nella società e anche ben realizzata nel lavoro, che cosa consiglierebbe ai genitori di un bambino sordo?

R. Di avere fiducia nel bambino, di dargli tutte le possibilità per comunicare, anche i segni, per aiutare il suo sviluppo cognitivo e psicologico. È giusto fare di tutto perché il bambino parli, ma bisogna sempre rispettare i suoi ritmi, fare attenzione che il prezzo da pagare non sia troppo alto sul piano psicologico, perché l'intervento logopedico è lunghissimo e faticosissimo. Io so che quando una mamma sente il proprio bambino parlare, anche stentatamente, vede la normalità (dovremmo poi chiarire che cosa è la normalità) e quando lo vede segnare vede in qualche modo sottolineata la diversità. Ma se questa mamma ha a cuore lo sviluppo del suo bambino, vuole che oltre a parlare bene diventi anche una persona equilibrata, serena, sicura, deve avere il coraggio di fare certe scelte. In questi anni assistiamo a un fenomeno massiccio: ragazzi sordi che hanno fatto tutto un iter oralista, non hanno mai frequentato altri sordi, all'età di 16-18 anni quando cioè si sganciano dalla famiglia, si avvicinano ai circoli dei sordi, imparano la lingua dei segni, scelgono di essere bilingui, e questo deve far riflettere i genitori e la società.

D. Di che cosa hanno bisogno le persone sorde per abbattere le barriere comunicative?

R. Sottotitoli e finestra con l'interprete di lingua dei segni nelle trasmissioni televisive, più e meglio di quanto si fa oggi; telefoni DTS per sordi in tutti i luoghi pubblici; servizi-ponte della Telecom per mettere in collegamento i telefoni DTS con quelli normali e viceversa.

A livello scolastico, poi, è necessario che la lingua dei segni entri nelle scuole, come del resto prevede la risoluzione del Parlamento europeo che invita i Paesi membri della UE a inserire la lingua dei segni in tutti i settori sociali, e l'Italia in questo è molto indietro rispetto alle altre nazioni. Bisogna che anche gli insegnanti di sostegno conoscano i segni e finalmente sembra che il Ministero della pubblica istruzione si sia reso conto di questa necessità. È necessario rivedere la formazione di questi docenti, perché così come è oggi non funziona. Anche le università si devono attrezzare per aiutare questi ragazzi sordi, che sempre in numero maggiore si iscrivono, frequentano le lezioni e danno gli esami, sia pure tra mille difficoltà. Basterebbe poco per facilitare la loro frequenza: interpreti di lingua dei segni, programmi computerizzati che trasformano in tempo reale la voce del docente in testo scritto, contratti di prendi-appunti a studenti udenti che così aiutano i compagni sordi, figura del *tutor* e sportello di informazione.

La legge 104 sui diritti degli handicappati prevede tutto questo, ma molte università si rifiutano di applicare la normativa. Noi speriamo che questo governo, che ha dimostrato sensibilità e attenzione verso la disabilità, faccia veramente qualcosa di concreto.

Per saperne di più

Ardito B., Caselli M. C., Ossella T., Pizzuto E., "La valutazione del bambino sordo in età prescolare e indicazioni per l'intervento" in Frasson S. e Lena L. (a cura di), *Diagnosi precoce e prevenzione dei disturbi del linguaggio e della comunicazione*, Del Cerro, Tirrenia (Pisa), 1998

Beronesi S., Massoni P., Ossella T., *L'italiano segnato esatto nell'educazione bimodale del bambino sordo*, Omega, Torino, 1991

Bosco E., *Aspetti psicologici e relazionale del bambino e dell'adolescente sordo*, Relazione del seminario del 22/1993, Istituto di Psicologia del CNR, Roma, 1993

Bosi R., Cafasso R., Caselli M. C., "Rischi psicologici in adolescenti sordi e nelle loro famiglie" in D'Alessio M., Ricci Bitti P. E. e Villone Bettocchi G. (a cura di), *Gli indicatori psicologici e sociali del rischio*, Gnocchi, Napoli, 1995, pp. 253-266

Bosi R. e Cafasso B., "La scelta del segno di genitori sordi e udenti nell'educazione e nella vita di un figlio sordo" in Caselli M. C. e Corazza S. (a cura di), *LIS. Studi, esperienze e ricerche sulla Lingua dei Segni in Italia*, Del Cerro, Tirrenia (Pisa), 1997

Capirci O., Pirchio S. e Soldani R., "Interazione tra genitori e figli sordi in una situazione di gioco: analisi delle modalità e delle funzioni comunicative", *Psicologia Clinica dello Sviluppo*, in stampa

Caselli M. C., Casadio P., *Il primo vocabolario del bambino. Guida all'uso del questionario Mac Arthur per la valutazione della comunicazione e del linguaggio nel primo anno di vita*, Franco Angeli, Milano, 1995

Caselli M.C., Pasqualetti P., Stefanini S., *Parole e frasi nel primo vocabilario del bambino*. Franco Angeli, Milano 2007

Caselli M.C., Volterra, V. "Gesti, parole e prime combinazioni in bambini con sviluppo tipico e atipico", in S. Vicari, M.C. Caselli, (a cura di), I disturbi dello sviluppo. *Neuropsicologia clinica e ipotesi riabilitative*. Il Mulino, Bologna 2002, pp. 41-57

Collu I., e Balit V., *I segni al femminile. Primo rapporto sulla condizione sociale delle donne sorde in Italia*, Franco Angeli, Milano, 1999

Conte M. P., *Lingua dei segni e salute mentale* in Caselli M. C. e Corazza S. (a cura di), *LIS. Studi, esperienze e ricerche sulla Lingua dei segni in Italia*. Atti del 1° Convegno Nazionale sulla Lingua dei Segni, Trieste, 1997, pp. 201-207

Favia M.L, *Una scuola oltre le parole. Comunicare senza barriere: famiglia e istituzioni di fronte alla sordità*. Franco Angeli, Milano, 2003

Lerda M. T., Minola E., "Note metodologiche sull'intervento logopedico nell'ambito dell'educazione bilingue" in Teruggi L. A. (a cura di), *Una scuola, due lingue. L'esperienza di bilinguismo della scuola dell'infanzia ed elementare di Cossato*. Franco Angeli, Milano, 2003, pp. 36-53

Luterman D., *Il counseling per i genitori dei bambini sordi*, Ed. Tecniche Amplifon, Milano, 1983

Malagoli Togliatti M. e Ardone R., *Adolescenti e genitori. Una relazione affettiva tra potenzialità e rischi*, La Nuova Italia Scientifiche, Roma, 1993

Massoni P. e Maragna S., *Manuale di logopedia per bambini sordi*, Franco Angeli, Milano, 1997

Porcari Li Destri G. e Volterra V. (a cura di), *Conoscere la sordità. La bibliografia*, Ente Nazionale Sordomuti, Roma, 1998

Pigliacampo R., *Psicopedagogia del bambino sordo*, Quattroventi, Urbino, 1991

Preto, E., "La scuola materna di Cossato", in S. Maragna, B. Marziale e F. Zatini (a cura di), *Atti. Giornata di studio con i Direttori Generali Regionali del M.I.U.R.*, 23 e 24 gennaio 2002, pp. 50-58

Provincia di Genova (a cura di), *Occhi per capire. Sordità e Salute Mentale*, Atti del Convegno, Genova, 1995

Tomassini R., *Echi dal silenzio. L'adolescenza nelle famiglie con figli sordi*, Meltemi Editore, Roma, 1999

4
Imparare a parlare

4.1 Riabilitare o educare?

Per moltissimi anni, nel nostro Paese, la sordità è stata considerata solo da un punto di vista clinico, in una prospettiva riabilitativa. L'attenzione era focalizzata esclusivamente sul deficit acustico: causa e grado di sordità, epoca d'insorgenza, possibilità di recupero attraverso la protesizzazione e la logopedia. L'obiettivo era che il bambino sordo diventasse il più possibile simile al bambino udente.

Oggi le cose sono mutate e anche in Italia si sta diffondendo una visione della sordità meno clinica e più psicopedagogica. Si dà grande importanza, nella valutazione di quello che sarà lo sviluppo di un bambino sordo, non solo al deficit ma anche a tutti quegli altri aspetti della personalità che compongono l'individuo. Un approccio che già avviene da tempo negli USA e nei Paesi nordici in cui le persone sorde vengano considerate con un maggior rispetto, accettando le loro idee e non proiettando su di loro i desideri e le aspettative degli udenti.

Fino a qualche decennio fa l'atteggiamento di coloro che operano nel campo della sordità si poteva riassumere nella frase: la cosa più importante è che il bambino impari a parlare bene. Questo assioma è andato in frantumi di fronte alle ultime generazioni di ragazzi sordi che non sono riusciti a conseguire questo obiettivo o, pur avendolo raggiunto, sono troppo spesso infelici, conducono una vita solitaria e a volte hanno problemi psicologici.

Che cosa è successo? La risposta è complessa, così come sono molteplici le sfaccettature che compongono la personalità dell'uomo.

Da alcuni decenni a questa parte la ricerca scientifica guarda al bambino sordo nella sua interezza, pone attenzione all'intervento riabilitativo per imparare a parlare, ma lo colloca in un contesto più ampio, tanto è vero che oggi si parla di educazione del bambino sordo. Si cerca di non dimenticare che, prima ancora di essere sordo, è un bambino con la sua intelligenza, il suo carattere, la sua personalità e soprattutto con le sue esigenze, compresa quella di giocare e avere del tempo libero (aspetto spesso trascurato a causa della logopedia e delle difficoltà nel fare i compiti a casa).

Si ritiene che è importantissimo imparare a parlare, ma è altrettanto fondamentale stare attenti ad altri aspetti quali l'accettazione del deficit, la costruzione di una propria identità, la capacità di mettersi in relazione profonda con gli altri.

Premesso che non esistono ricette universali, su questo si possono però fare alcune riflessioni.

Per costruire la propria identità e diventare adulto, il bambino ha bisogno di modelli di riferimento; un bambino sordo, che nasce in una famiglia di udenti, ed è il caso più frequente, vede intorno a sé solo persone udenti, anche perché spesso la famiglia evita di fargli frequentare altri sordi temendo una battuta d'arresto nell'apprendimento dell'Italiano parlato, oppure non volendo mettere in evidenza il deficit del figlio, confondendolo in un gruppo di persone che tra loro segnano. Inutile dire che, quando un genitore sente il figlio parlare anche stentatamente, vede la normalità, mentre quando vede il figlio segnare in qualche modo vede sottolineata la diversità. Molte famiglie (e sono sempre di più) hanno avuto il coraggio di superare i pregiudizi, hanno compreso l'importanza che il figlio frequenti anche la comunità dei sordi, in modo da poter avere momenti di scambio e di confronto con coetanei e adulti senza che ci sia sempre di mezzo la lettura labiale, ma in modo rilassato, non faticoso, chiaro e veloce come avviene con la lingua dei segni. Questa possibilità di confrontarsi sia con gli udenti che con i sordi consente al bambino sordo di prendere consapevolezza del proprio deficit e dei suoi limiti, ma anche di vedere che la sordità non rappresenta un ostacolo alla realizzazione di se stessi, a trovare un buon lavoro, ad avere affetti profondi e buone relazioni sociali. La figure sorde adulte diventano in questo modo un punto di riferimento nel processo di maturazione (v. figg. 4.1 e 4.2).

Tab. 4.1 L'importanza dei segni in famiglia.

I segni in famiglia

consentono una comunicazione spontanea, completa e veloce con la madre e i famigliari

mettono i bambini in relazione con adulti sordi che possono diventare figure di riferimento nell'accettazione del deficit e nella costruzione della propria identità

facilitano le conoscenze sul mondo evitando che al deficit si aggiunga un ritardo nell'apprendimento

permettono al bambino di avere con i coetanei rapporti paritari senza la faticosa lettura labiale

Tab. 4.2 L'importanza dei segni a scuola

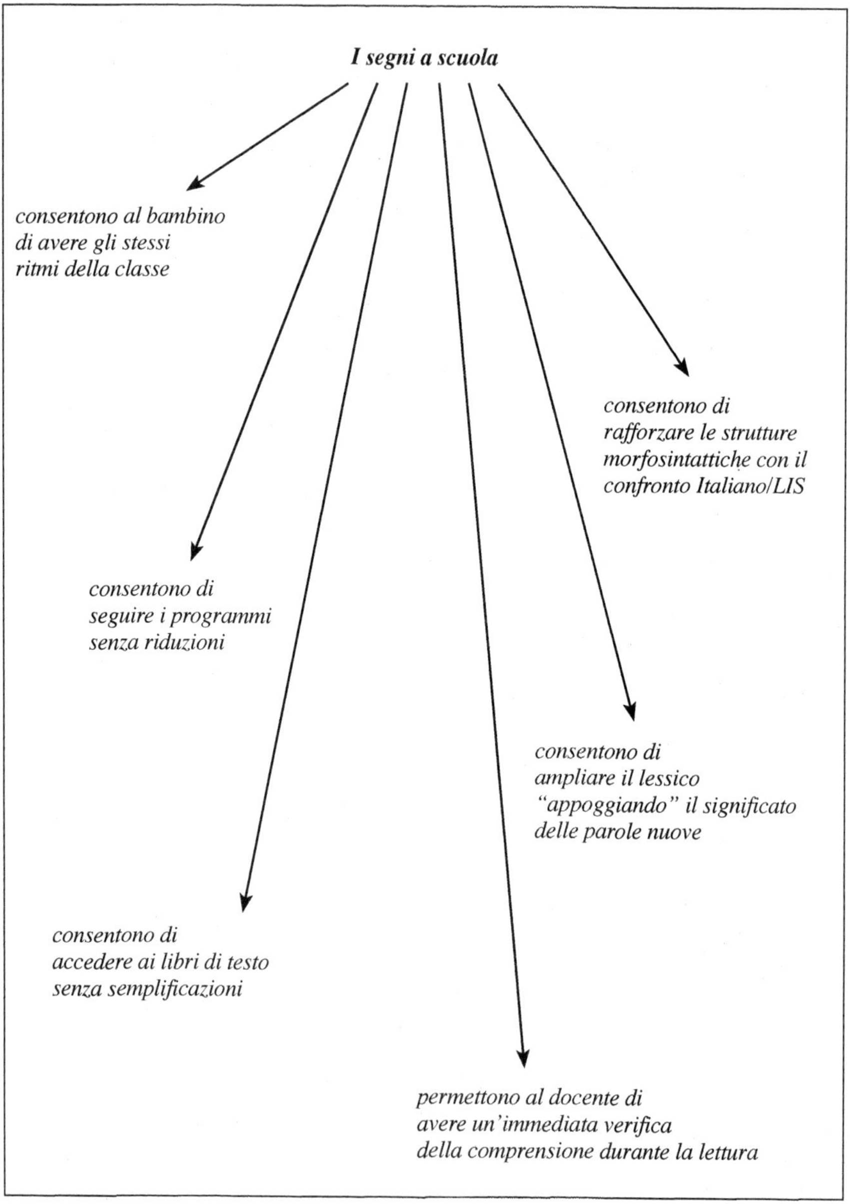

L'accettazione del deficit è reale quando una persona è consapevole di potersi trovare in situazioni di difficoltà perché non sente, ma ha la maturità di affrontare il problema in modo giusto per risolverlo, anche dicendo semplicemente al suo interlocutore: *io sono sordo, per favore può ripetere*?.

Negare le differenze, pensare che il parlar bene risolva ogni problema, considerare la sordità come qualcosa da aggiustare, avere un modello di sviluppo simile a quello udente: tutto questo non fa che amplificare l'handicap. Ci sarà sempre un momento nella vita di una persona sorda, anche di quella che sa parlare molto bene, in cui il contesto comunicativo le crea difficoltà, la riporta brutalmente al deficit, la costringe a ricordarsi che non sente. Quello sarà il momento della verità: se la persona ha costruito dentro di sé un'identità di sordo, accetterà in modo sereno quei limiti.

In ultima analisi, la diversità non è più vista come qualcosa da nascondere, mimetizzare e avvicinare il più possibile al modello normale, ma piuttosto viene rispettata e valorizzata nella sua ricchezza. In Italia questo mutamento nell'approccio alla sordità, che guarda più alla finalità di educare in senso globale che all'obiettivo di riabilitare, è iniziato intorno agli anni '80 del novecento e a questa nuova visione molto hanno contribuito gli studi e le ricerche condotte dal gruppo di lavoro coordinato da Virginia Volterra presso l'Istituto di Psicologia del CNR (oggi denominato Istituto di Scienze e Tecnologie della Cognizione): un'ottica educativa che porta inevitabilmente alla scelta di un'educazione bilingue.

A chi volesse saperne di più consigliamo la lettura di "La Lingua dei segni italiana" a cura di Virginia Volterra (2006) e di "Le lingue dei segni" di Tommaso Russo Cardona e Virginia Volterra"(2007).

Il termine "educazione bilingue" sta a indicare la conoscenza di due lingue: l'Italiano e la Lingua dei segni italiana (LIS).

Questa scelta educativa, che si va sempre più diffondendo tra le famiglie udenti di livello culturale medio-alto (i sordi figli di sordi acquisiscono la LIS dai genitori), trova le sue radici nella convinzione che il bambino sordo deve essere messo in condizione di comunicare subito e in modo completo con la madre, la famiglia e il mondo esterno. Alcune associazioni, comitati, gruppi di genitori hanno costituito un'associazione nazionale, la FamiLis (Associazione di famiglie di sordi bilingui) per portare avanti le loro istanze rispetto ad un modello di educazione bilingue.

Ci sono al riguardo alcune domande-chiave:

- come fanno i genitori a imparare la lingua dei segni?
- come e quando il bambino deve essere esposto alla lingua dei segni?
- come la scuola può intervenire in questo modello educativo?

Alla prima domanda è semplice rispondere perché sia l'Ente nazionale sordomuti sia altre associazioni di sordi organizzano corsi di lingua dei segni, a vari livelli, e quasi sempre un genitore può trovare in un ragionevole raggio di chilometri un luogo dove imparare i segni. Al secondo quesito si può dare risposta facendo riferimento agli studi che esistono in generale sul bilinguismo e in particolare sul bilinguismo dei sordi. Affinché il bambino acquisisca la LIS in modo spontaneo non è sufficiente che i genitori conoscano i segni, perché comunque per loro la LIS non è la prima lingua. È necessario che il bambino sia esposto alla comunicazione segnica con adulti e bambini sordi e soprattutto in contesti diversi. Diventa quindi essenziale la figura di un assistente alla comunicazione, che la legge sui diritti degli handicappati (legge 104/92 art. 13) già prevede. Oltre alla presenza di questa figura, che può essere sorda oppure udente, è necessario che il bambino frequenti la comunità dei sordi, dove troverà molteplici e diversi contesti comunicativi[1] (figg. 4.3 e 4.4).

Tab. 4.3 L'assistente alla comunicazione sordo

L'assistente alla comunicazione sordo
• *deve conoscere molto bene la Lingua dei segni italiana* • *deve aver frequentato un corso di formazione* • *deve avere un titolo di studio adeguato:* – *diploma di 3ª media per il nido e la scuola materna* – *diploma di maturità per il nido, la scuola materna e la scuola elementare* – *diploma di laurea per tutti i gradi scolastici (dal nido alle superiori)*

Tab. 4.4 L'assistente per la comunicazione udente.

L'assistente per la comunicazione udente
• *deve essere figlio di sordo segnante* *oppure* *aver frequentato un corso di lingua dei segni di almeno 400 ore* • *aver frequentato un corso di formazione* • *frequentare regolarmente la comunità dei sordi* • *avere un titolo di studio adeguato:* – *diploma di maturità per il nido, la scuola materna e la scuola elementare* – *laurea per tutti i gradi scolastici (dal nido alle superiori)*

[1] A Genova il Comune paga un'assistente alla comunicazione sorda che lavora in famiglia con i bambini sordi in età prescolare; più frequentemente questo operatore lavora nella scuola.

La presenza di questa figura, pagata dagli Enti locali, aiuta il bambino a costruire la propria identità e ad accettare il deficit, in modo da evitare che nell'adolescenza, come troppo spesso accade, il ragazzo entri in crisi di fronte a domande esistenziali quali: *perché sono sordo? Perché questo è successo proprio a me? Come sarà la mia vita futura?* È necessario costruire e rafforzare l'identità sin da quando il bambino è piccolissimo, se si vuole evitare l'esasperazione di certe problematiche.

In genere l'assistente lavora a scuola dalle 12 alle 20 ore settimanali e il suo compito è quello di affiancare le maestre, alle quali resta il ruolo di insegnare, facilitando la comunicazione, arricchendo la lingua dei segni e al tempo stesso rafforzando, con il confronto tra le due lingue, le strutture morfo-sintattiche dell'Italiano, con un ampliamento del lessico del bambino.

Il docente programma e svolge l'attività didattica, mentre l'assistente alla comunicazione collabora attivamente alle lezioni. Nella realtà succede che in alcuni casi le diverse figure sono contemporaneamente in classe, magari quando si fanno lavori di gruppo; in altri casi, l'assistente alla comunicazione resta in classe, mentre il docente di sostegno prepara e adatta visivamente il materiale didattico per l'alunno sordo; in altri ancora avviene che le due figure siano presenti in classe in momenti diversi, coprendo così un monte-ore più ampio. Le diverse scelte dipendono in gran parte dalla capacità delle persone di lavorare in équipe e di sfruttare al massimo le competenze professionali di ognuno. A chi volesse approfondire questi aspetti consigliamo la lettura di "L'assistente alla comunicazione" di Rosanna Bosi, Simonetta Maragna e Roberta Tomassini (2007).

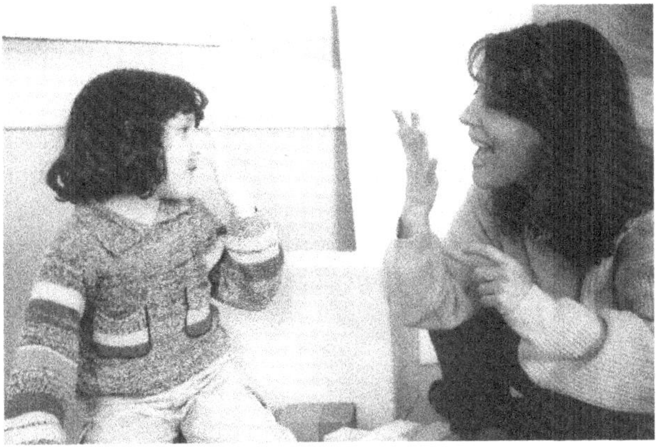

Fig. 4.1 Un momento dell'attività didattica nella scuola di infanzia, via Nomentana 56, Roma (Foto di Valerina Balit).

Nonostante la figura dell'assistente alla comunicazione si stia diffondendo in tutta Italia, manca ancora un profilo professionale, perché la legge 104/92 si limita a prevederne la presenza, senza dare indicazioni precise né sui requisiti né sull'inquadramento giuridico ed economico. Da tempo l'Ente nazionale sordomuti ha sollecitato le istituzioni a definirne il profilo professionale, seguendo anche le indicazioni suggerite dal Dipartimento SEU[2], che ha tenuto conto delle esperienze in corso ormai da anni. Il Gruppo SILIS, l'Istituto Statale per Sordi di Roma e l'ENS hanno organizzato e continuano ad organizzare corsi di formazione professionale in modo da dare a questi operatori anche adeguate competenze psico-pedagogiche e didattiche. (v. Atti del 3° Convegno Nazionale LIS, ENS in stampa).

Come spesso avviene nel nostro Paese, lo Stato è in ritardo rispetto alle situazioni reali e alle richieste dei cittadini.

4.2 Tecnologia e sordità

Il desiderio di aiutare le persone sorde a sentire, amplificando i residui uditivi, è antico quanto l'uomo; uno dei primi tentativi di protesi acustica di cui abbiamo notizie certe risale all'800, quando Jean Marc Itard, medico dell'Istituto statale dei sordomuti di Parigi, crea una protesi costituita da un doppio cornetto acustico, unito per la parte più larga. Itard è un uomo dall'intelligenza curiosa, che studia e sperimenta nuovi percorsi nell'educazione dei bambini sordi; è anche colui che tenterà, peraltro senza riuscirvi, di insegnare a parlare al bambino-lupo dell'Aveyron. A lui dobbiamo la prima vera rieducazione dei bambini sordi alla lingua vocale e soprattutto alla lettura labiale. Questa metodologia farà di lui uno dei padri dell'oralismo, anche se poi in vecchiaia rivedrà le sue idee, sostenendo che i sordi devono avere un'educazione bilingue, perché i segni sono di grande aiuto sia nella loro formazione culturale che nell'apprendimento della lingua vocale.

Questi tentativi empirici di aiutare a udire si materializzano circa sessant'anni fa nella costruzione delle prime vere protesi: negli ultimi anni la tecnologia ha migliorato notevolmente sia l'estetica che il funzionamento. Le protesi ad amplificazione lineare, che aumentano l'intensità del suono in modo costante, sono state seguite da protesi ad amplificazione non lineare con controllo automatico di volume, e infine quelle digitali, che possono essere regolate in modo più preciso, possono ridurre i rumori, ma

2 È il dipartimento dell'ENS che si occupa di scuola, educazione e università formato da esperti sordi e udenti.

soprattutto offrono una maggiore fedeltà nella riproduzione del suono, rappresentando un'autentica rivoluzione. Inoltre il microfono direzionale permette di diminuire i fastidi dovuti a suoni troppo intensi, perché aumenta la selettività spaziale dell'ascolto.

Oggi si tende a protesizzare il bambino sin dai primi mesi di vita (4-6 mesi) perché il periodo di maggiore plasticità cerebrale sembra essere nel primo anno.

Sempre nell'ambito delle tecnologie, per così dire, strettamente riabilitative (per le altre rimandiamo ai capp. 5 e 8) esistono programmi al computer che consentono di vedere alcune caratteristiche della propria voce, come l'intensità, il suono e la frequenza. L'utente può infatti controllare sullo schermo l'emissione della propria voce (*Speech Viewer*), allenandosi da solo a migliorarla. Si tratta di programmi utilizzati soprattutto dai logopedisti.

Ci sono poi programmi (forse è meglio dire videogiochi) che aiutano a identificare eventuali deficit uditivi (*Ear game*). Sono adatti a bambini dai 4 anni in poi e permettono di individuare eventuali disturbi e di approntare le risposte adeguate in termini di approfondimento diagnostico e, se necessario, di riabilitazione.

La novità più pubblicizzata di questi ultimi anni è l'impianto cocleare. Si tratta di un intervento su cui si è aperto un ampio dibattito: i medici lo ritengono un grande passo in avanti nella lotta alla sordità; i genitori, desiderosi che il loro figlio riacquisti l'udito, vogliono informazioni corrette e garanzie di riuscita; i sordi lo hanno sperimentato con maggiore o minore successo; le associazioni internazionali dei sordi, unite all'ENS, invitano alla prudenza.

Questo intervento, nato per chi aveva perso l'udito, è stato poi esteso all'età pediatrica, e attualmente perché il bambino possa sfruttare al massimo le potenzialità dell'impianto si interviene entro pochi mesi dalla diagnosi.

"L'impianto cocleare può essere molto semplicemente definito come un dispositivo elettronico in grado di stimolare direttamente le fibre residue del nervo acustico in soggetti sordi profondi che non traggono un soddisfacente beneficio dalle protesi acustiche convenzionali. Il nervo, stimolato da questi segnali elettrici, invia il messaggio ai centri corticali superiori per la percezione e la decodificazione. In altre parole, potremmo affermare che l'impianto cocleare si fa carico delle funzioni che una chiocciola danneggiata non può più svolgere, trasmettendo direttamente il messaggio sotto forma di impulsi elettrici alle strutture neurali retrococleari. In una concezione più ampia potremmo quindi parlare di chiocciola artificiale" (Zaghis, A. 1997).

L'impianto cocleare è costituito da alcuni componenti esterni e altri interni, che vengono impiantati nell'osso temporale (v. fig. 4.2). Tra i componenti esterni abbiamo un microfono, che viene agganciato al padiglione auricolare; un processore o elaboratore dei suoni, che funziona come un microcomputer tascabile, ricevendo, selezionando e codificando i segnali provenienti dal microfono per poi inviarli all'antenna trasmettitrice. Quest'ultima è composta di un magnete che la posiziona correttamente ed è a contatto con il cuoio capelluto. All'interno viene posto un ricevitore-stimolatore che, ricevuto il segnale dall'antenna, lo invia agli elettrodi inseriti nella chiocciola.

Quello che va sottolineato con chiarezza è che l'operazione d'impianto cocleare è solo il punto di partenza, perché, a differenza di quanto comunemente si crede, l'intervento non dà la possibilità di sentire nello stesso modo in cui sentiamo noi udenti e implica necessariamente una terapia logopedica che può durare anche due anni. Gli stessi fautori dell'impianto cocleare ribadiscono la necessità che l'intervento venga fatto da un team multidisciplinare molto affiatato e competente, composto, oltre che dall'audiologo (o otorinolaringoiatra), da un neuropsichiatra, un tecnico del mappaggio, un logopedista e un audiometrista (v. De Filippis 1997).

Al momento la legislazione italiana relativa all'impianto cocleare è lacunosa e non tutela in modo completo i soggetti sordi e le loro famiglie da eventuali speculazioni. Afferma Ida Collu presidente dell'ENS.: "Desideriamo dire immediatamente che non siamo contrari a questa nuova tecnica, ma ci spaventano moltissimo alcuni meccanismi perversi, che si sono innescati intorno all'impianto cocleare."

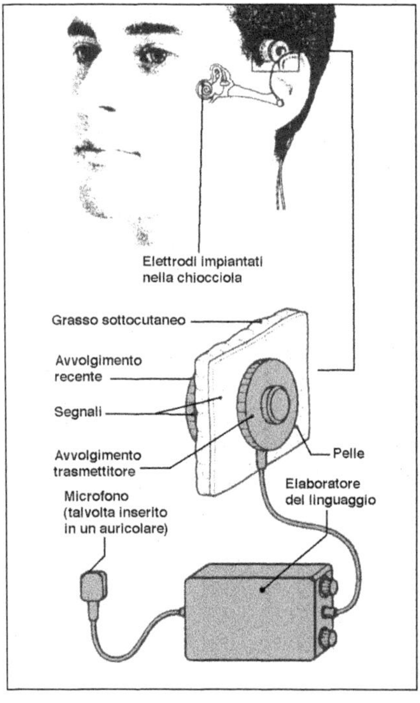

Fig. 4.2 Schema di impianto cocleare (da *Enciclopedia Medica, la salute dell'A alla Z*, La Repubblica vol. 2°, Roma, 1995).

Questa posizione di grande cautela trova riscontro nel Rapporto del Gruppo di lavoro multidisciplinare sugli impianti cocleari, istituito su richiesta della Comunità europea dall'EUD (Unione europea dei sordi). La ricerca si è avvalsa dei risultati emersi da un questionario inviato a tutti i Centri dei Paesi CEE, dove erano stati avviati programmi di impianti cocleari pediatrici, alle associazioni nazionali dei sordi e a 41 associazioni di genitori di bambini sordi. Le conclusioni-raccomandazioni sono state le seguenti:

- i genitori devono essere in condizione tale da effettuare una scelta informata sulla base di informazioni equilibrate;
- c'è la necessità di una visione più chiara sulla "pratica migliore" nel campo dell'implantologia cocleare pediatrica;
- si sente l'esigenza di uno studio di lungo termine sugli effetti linguistici, psicologici e sociali dell'impianto cocleare.

Invitano alla prudenza anche le segnalazioni di famiglie che, dopo aver sottoposto i loro figli all'impianto cocleare, si ritrovano in un vero e proprio calvario, e in alcuni articoli si comincia a parlare di tutela del diritto alla salute dei minori, soprattutto negli Stati Uniti, dove la casistica è più ampia e questi interventi sono praticati da più tempo. La comunità dei sordi americana ha assunto una netta posizione di condanna, affermando che la chirurgia è pericolosa, la metodica è sperimentale, gli audiologi sono spinti a effettuare impianti per soldi o per paternalismo.

In Italia da una indagine condotta da Francesco Mininni (1999) su un campione di 227 soggetti, in gran parte con sordità profonda preverbale e per un terzo circa con parenti sordi, emerge che:

- le informazioni sull'impianto sono reperite in gran parte da fonti non scientifiche;
- il 67% è contrario all'impianto;
- il 71% non si sente per nulla tutelato dalla legge;
- alla domanda "Conosci qualcuno che è stato impiantato, quale risultato ha avuto?" l'88% risponde di conoscere persone impiantate con risultati negativi.

In sintesi emerge, secondo Mininni, che due fattori influenzano questo rifiuto dell'impianto cocleare: la scarsa informazione e le eccessive aspettative.

A tutto questo i fautori dell'impianto rispondono parlando di forme d'integralismo e autoisolamento da parte dei sordi.

Al di là delle diverse posizioni, è però innegabile che la normativa italiana deve diventare più precisa e rigorosa, con un maggiore controllo sia sui protocolli di applicazione riferiti all'età dei soggetti e alle loro condizioni fisiche (abbiamo Centri dove l'impianto è consigliato con limiti di età molto differenti e con protocolli di valutazione molto diversi) sia sui risultati, a breve e a lungo termine, di questi interventi. È importante inoltre che la famiglia venga adeguatamente informata delle difficoltà a cui va incontro e sui possibili rischi, ma soprattutto è essenziale un serio controllo sulla selezione dei pazienti veramente idonei.

Fatti e opinioni
Le regole per comunicare

Quando si comunica con una persona sorda, utilizzando solo la lingua vocale, è bene seguire alcuni comportamenti per facilitare la conversazione perché, anche se porta le protesi, non sempre riesce a percepire perfettamente il parlato[3].

- Per consentire alla persona sorda una buona lettura labiale, la distanza ottimale nella conversazione non deve mai superare il metro e mezzo.
- La fonte luminosa deve illuminare il viso di colui che parla e non quello della persona sorda: è necessario che il viso sia rivolto verso la luce.
- Chi parla deve tenere ferma la testa e il suo viso deve essere a livello degli occhi della persona sorda.
- Occorre articolare bene le parole, ma senza esagerare. Non bisogna in alcun modo storpiare la pronuncia, in quanto la lettura labiale si basa sulla pronuncia corretta.
- Si può parlare con un tono normale di voce, senza gridare. La velocità del discorso deve essere moderata: né troppo in fretta né troppo adagio.
- È preferibile usare frasi corte e semplici ma complete. Non è necessario parlare in maniera infantile, ma è bene mettere in risalto la parola principale della frase e usare espressioni del viso in relazione al tema del discorso.
- Quando si pronunciano nomi di persona, località o termini inconsueti, la lettura labiale è molto difficile. Se la persona sorda non riesce, nonostante gli sforzi, a recepire il messaggio, anziché spazientirsi si può scrivere la parola a stampatello oppure usare, se la si conosce, la dattilologia (alfabeto manuale).

[3] Tratto da Balit V. et al. (a cura di), *Conoscere la sordità*. La comunicazione. Centro documentazione V. Ieralla, Roma, 1998.

Per saperne di più

Ardito B., *Giochi di segni e di parole. Un manuale per leggere e scrivere con bambini sordi e udenti dai 3 ai 7 anni*, Franco Angeli, Milano, 1998

Ardito B. e Mignosi E., *Vivo una favola e imparo le lingue - Come giocare a parlare con i bambini sordi e non*, La Nuova Italia, Firenze, 1995

Bagnara C., "L'educazione del bambino sordo in casa con la collaborazione della famiglia e di educatori sordi" in Caselli M. C. e Corazza S., (a cura di), LIS Studi, esperienze e ricerche sulla lingua dei segni in Italia, Del Cerro, Tirrenia (Pisa), 1997

Bagnara C., Corazza S., Fontana S. e Zuccalà A., "Dall'Invisibile al visibile" Atti del 3° Convegno Nazionale LIS, 9-10-11 Marzo 2007, Verona – ENS in stampa

Battaglia G. e Carli F., "Il bilinguismo nella didattica dei sordi". *Voci Silenzi Pensieri*, 27, 11, 1992, pp. 9-11

Belfiore M., Piccinini A., Rossini P., Santarelli B. e Zuccotti L., "Esperienze di bilinguismo in una scuola elementare", in Caselli M. C. e Corazza S., 1997, op. cit., pp. 270-271

Bosi R., Cafasso R., Caselli M. C., "Rischi psicologici in adolescenti sordi e nelle loro famiglie" in D'Alessio M., Ricci Bitti P. E., Villone, Bettocchi G. (a cura di), *Gli indicatori psicologici e sociali del rischio*, Gnocchi, Napoli, 1995

Bosi R. e Cafasso B.,"La scelta del segno di genitori sordi e udenti nell'educazione e nella vita di un figlio sordo" in Caselli M.C. e Corazza S. (a cura di), *LIS. Studi, esperienze e ricerche sulla Lingua dei Segni in Italia*, Del Cerro, Tirrenia, Pisa, 1997

Capirci O., Cattani A., Rossini P. e Volterra V., "La Lingua dei Segni come seconda lingua nella scuola elementare" in *Psicologia clinica dello sviluppo*, anno 1, n. 2, 1997, pp. 301-311

Carli F., (1997), "Il bilinguismo nella didattica dei sordi: una esperienza con un adolescente" in Caselli M. C. e Corazza S., op. cit., pp. 173-181

Chiappini G. e Ott M. "Software didattico e sordità" in Bisacchi V., Forte L. C., Maragna S., *Sordità, tecnologie e Lingua dei Segni. Nuovi prodotti multimediali per bambini e adulti sordi. Atti del Convegno 11 dicembre 2003*, Istituto Statale Sordomuti, Roma, 2003, pp. 69-87

Chiri D., "Un esperimento pilota di insegnamento bilingue presso una scuola materna di Cossato" in Caselli M. C. e Corazza S.,1997, op. cit., pp. 272-275

Chiri D. e Lerda M. T., "Un'esperienza di bilinguismo nella scuola materna: rapporti fra logopedia ed educazione" in *L'educazione dei Sordi*, 1, 1998, pp. 24-34

De Filippis A., *L'impianto cocleare in età pediatrica*, Masson, Milano, 1997

Del Bo M. e Cippone De Filippis A., *La sordità infantile grave. Nuove prospettive mediche e nuovi metodi di rieducazione*, Armando, Roma, 1988

Fontana S. e Fabbretti D., "Classificazione e analisi delle forme labiali in storie elicitate", in C. Bagnara, Chiappini, P., M.P. Conte e M. Ott (a cura di), *Viaggio nella città invisibile. Atti del 2°Convegno nazionale sulla Lingua Italiana dei Segni*. Genova, 25-27 settembre 1998. Edizioni del Cerro, Tirrenia (Pisa), 2000, pp. 103-111

Gibellini L., Lucioli T. e Chiesa A., "Esperienze di bilinguismo nella scuola e in un servizio di riabilitazione" in *L'educazione dei Sordi*, 1, 1998, pp. 61-69

Gisoldi, L. e Lerda M.T., "Presa in carico logopedica del bambino sordo in età prescolare: un approccio globale" in Caselli, M.C., Mariani, E. e Pieretti, M. (a cura di), *Logopedia in età evolutiva:percorsi di valutazione ed esperienze riabilitative*. Tirrenia (Pisa). Edizioni del Cerro, 2003, pp. 317-347

Gruppo SILIS e Mason Perkins Fund, *Metodo VISTA per l'insegnamento della lingua dei segni italiana, primo livello. Quaderno degli esercizi*, con DVD Kappa, Roma, 1997

Gruppo SILIS e Mason Perkins Fund, *Metodo VISTA per l'insegnamento della lingua dei segni italiana, primo livello, volume per gli studenti*, Kappa, Roma, 1998

Gruppo SILIS e Mason Perkins Fund, *Metodo VISTA per l'insegnamento della lingua dei segni italiana, secondo livello, volume per gli insegnanti*, Kappa, Roma, 2000

Gruppo SILIS e Mason Perkins Fund, *Metodo VISTA per l'insegnamento della lingua dei segni italiana, secondo livello, quaderno degli esercizi per gli studenti*, con DVD, Kappa, Roma, 2001

Gruppo SILIS e Mason Perkins Fund, *Metodo VISTA per l'insegnamento della lingua dei segni italiana, terzo livello, Quaderno degli esercizi per gli studenti*, con DVD, Kappa, Roma, 2006

Massoni P. e Maragna S., *Manuale di logopedia per bambini sordi*, Franco Angeli, Milano, 1997

Mazzocca, M., Manini, P., Mura, L. "Giochi-segni-parole. La terapia logopedica e psicomotoria e il riconoscimento della LIS come prima lingua per la persona sorda" in C. Bagnara, Chiappini, P., M.P. Conte e M. Ott (a cura di), *Viaggio nella città invisibile. Atti del 2° Convegno nazionale sulla Lingua Italiana dei Segni*. Genova, 25-27 settembre 1998. Edizioni del Cerro, Tirrenia (Pisa) 2000, pp. 314-316

Mininni F. e Montepara M., "Approccio dei sordomuti all'impianto coclearie", in *Progressi in Audiologia e Vestibologia*, vol. III n. 3, pp. 67-74, 1999

Pizzuto, E., "Comunicazione multimodale e multidimensionale: l'esempio emblematico delle lingue dei segni" in P. Cosi e E. Magno Caldognetto (a cura di), *Multimodalità e Multimedialità nella Comunicazione* - Atti del Convegno Nazionale - XI Giornate di Studio Gruppo di Fonetica Sperimentale, Vol. XXVIII. Unipress, Padova, 2001, pp. 99-104

Puglielli A. M., Somma A., Tomasselli G., Vecchietti A., Raffaelli F. e Zuccotti L., "Un'esperienza di bilinguismo in una scuola materna" in Caselli M. C. e Corazza S., 1997, op. cit., pp. 266-269

Rinaldi P., "Lo sviluppo dei bambini sordi in età prescolare. Valutazione delle abilità e percorsi riabilitativi". *Tesi di Dottorato* in Scienze Cognitive, Riabilitazione ed Apprendimento (Ciclo XIX). Università LUMSA, Roma, 2005/2006

Rossini P., Capirci O., Cattani A. e Albertoni A., "Insegnare la LIS ai bambini udenti" in Caselli M. C. e Corazza S., 1997, op. cit., pp. 75-78

Rossini, P., Reilly, J., Fabbretti, D.,Volterra, V. "Aspetti non manuali nelle narrazioni LIS" in C. Bagnara, Chiappini, P., M.P. Conte e M. Ott (a cura di), *Viaggio nella città invisibile. Atti del 2° Convegno nazionale sulla Lingua Italiana dei Segni*. Genova, 25-27 settembre 1998. Edizioni del Cerro, Tirrenia (Pisa), 2000, pp.112-119

Sansoni M. C. e Fabbri F., "Un progetto bilingue per l'educazione bilingue" in Caselli M. C. e Corazza S., 1997, op. cit., pp. 152-159

Zaghis A., "Impianto cocleare: componenti, funzionamento e tipologia", in De Filippis A., *L'impianto cocleare in età pediatrica*, Masson, Milano, 1997

Wilson B., *Future development of cochlear implant*, The Third European Symposium on Paediatric Cochlear Implantation, Parigi, 1996

5
L'educazione linguistica

5.1 Sapere l'Italiano

La competenza linguistica è costituita da un insieme di abilità che sono acquisite da noi udenti in modo talmente spontaneo e naturale da essere utilizzate quasi sempre inconsapevolmente.

Nel caso del bambino sordo, invece, queste competenze, a causa del deficit uditivo, devono essere apprese mediante la terapia logopedica e integrate, in tempi successivi, dal lavoro specifico del docente di Italiano e dell'insegnante di sostegno.

Come si forma il linguaggio?

Il linguaggio si sviluppa in vari ambiti, che in teoria possono essere suddivisi in fonologico, lessicale, morfosintattico, pragmatico, ma che nella realtà si sviluppano in stretta connessione tra loro, anche se il bambino in alcuni momenti può essere più avanti in uno e più indietro nell'altro.

Il bambino sordo, rispetto all'udente, procede con un ritmo più lento e permane più a lungo nella fase degli *errori*, proprio perché per lui il linguaggio è frutto di un apprendimento e non di un'acquisizione spontanea.

Nell'ambito fonologico, infatti, il bambino sordo presenta un apprendimento differito e poi, via via che cresce, una competenza fonologica meno buona da un punto di vista qualitativo; può anche accadere che permangano in età adulta alcuni errori, tipici dei bambini piccoli, come per esempio nella vocale finale delle parole.

Nell'aspetto lessicale notiamo spesso una povertà di vocaboli unita a una rigidità nel comprendere il significato di parole che assumono significati differenti secondo il contesto. Pensiamo alle difficoltà che il bambino incontra rispetto alla ricchezza di sinonimi dell'italiano; può per esempio conoscere la parola *uomo*, ma non *individuo*, *persona*, *maschio*, *tipo*, *entità*, *creatura*, *essere*, *tizio*, *tale ecc*..., che indicano con sfumature diverse lo stesso concetto; oppure può sapere il significato della parola "*calcolo*" nell'accezione di *fare i calcoli*, ma non in quello di *calcolo delle probabilità; mi devo operare perché ho un calcolo; fare i propri calcoli; agire per calcolo.*

Nelle competenze pragmatiche, che ci permettono tra l'altro di distinguere il significato reale rispetto a quello letterale di alcune espressioni, modi di dire, proverbi, il bambino sordo ha enormi difficoltà perché queste abilità si acquisiscono proprio attraverso la ripetitività sonora, che lui non può utilizzare.

Guardando in particolare gli aspetti morfosintattici, in numerosi studi è stato evidenziato che le persone sorde incontrano difficoltà, più o meno serie, in queste parti del discorso:

- uso degli articoli;
- uso dei pronomi clitici (gli, le, ci, ce, ne ecc.);
- uso delle preposizioni;
- uso delle concordanze;
- uso del passivo;
- uso del discorso indiretto;
- uso di alcune subordinate, come le relative.

Il dato interessante, emerso dalle ricerche, è che queste difficoltà sono legate al deficit e permangono, sia pure in misura lieve, in età adulta anche in persone sorde con un elevato livello culturale, dotate di una buona competenza linguistica generale.

Rispetto a questi errori, il logopedista e l'insegnante si accorgono che, mentre è relativamente semplice far apprendere alle persone sorde i meccanismi linguistici, i quali in qualche modo rispondono a codificazioni chiare e regolari, molto più complesso è l'apprendimento di quegli elementi del discorso che non a caso vengono definiti *morfologia libera*, nei quali è praticamente impossibile esplicitare una regola generale, se non attraverso un uso continuato e ripetuto che porti all'assimilazione attraverso l'allenamento linguistico.

Se è semplice spiegare e far utilizzare bene la regola che le parole con desinenza finale in "a" sono in genere femminili (sia pure con le dovute eccezioni) e le parole in "o" maschili; che l'articolo deve concordare per genere e numero con il nome; che il verbo deve essere nella stessa persona del soggetto e così via, molto più difficile è far comprendere la differenza e far diventare spontaneo l'uso di frasi come queste:

- *mangio* ***un*** *gelato*
- *mangio* ***il*** *gelato*

- *la carne* ***di*** *cavallo*
- *la carne* ***del*** *cavallo*

Nel libro "Nicola vuole le virgole" Bruna Radelli propone ai docenti di Italiano l'istituzione di un laboratorio linguistico, da lei chiamato di *logogenia*, per abituare gli allievi sordi a comprendere e a utilizzare questi aspetti particolari dell'Italiano. In questo suo laboratorio la comunicazione avviene solo per iscritto, per evitare qualsiasi interferenza della lettura labiale o della lingua dei segni, attraverso un dialogo spontaneo tra l'insegnante e l'alunno sordo che porta inevitabilmente a imbattersi in questi usi della lingua.

Al di là della necessità di avere maggiori dati di valutazione, quello che però è interessante è l'invito della Radelli a lavorare a scuola, e non solo durante la terapia logopedica, su questi aspetti che poi hanno una grande rilevanza nella comprensione dell'Italiano parlato e scritto, mentre nella realtà troppo spesso sono assenti dalla programmazione educativo-didattica per l'alunno sordo.

Sapere l'Italiano vuol dire possedere quattro abilità: *ascoltare, parlare, leggere e scrivere*. Nel caso del bambino sordo *l'ascoltare* è in parte (se ci sono residui uditivi apprezzabili) o del tutto sostituito dalla lettura labiale, con tutte le difficoltà che implica; il *parlare*, inteso come capacità di esprimersi in modo chiaro e comprensibile, dipende solo dall'iter logopedico seguito, perché il termine *sordomuto* è un pregiudizio del passato che accomunava la causa (la sordità) con le conseguenze (il mutismo), mentre nella realtà il sordo ha l'apparato fonoarticolatorio integro: non parla perché, non sentendo, non può imitare i suoni.

In quanto allo *scrivere*, che è oggi un'abilità un po' in disuso nella vita quotidiana, è importante far comprendere al bambino sordo che la scrittura può essere per lui un'alternativa nelle situazioni di difficoltà di lettura labiale. Per questo è importante imparare a scrivere, anche in modo semplice, ma chiaro, comprensibile e corretto.

Nelle società occidentali la cultura viene trasmessa attraverso la lingua scritta e diventa quindi essenziale, ancor più dello scrivere, il saper *leggere*.

È ormai convinzione comune che anche per i bambini sordi valga la raccomandazione che i nostri genitori ci facevano da piccoli: *leggi, perché così impari a parlare e a scrivere bene!* Alcuni studi condotti su adulti sordi che hanno un'elevata competenza nell'Italiano hanno chiaramente evidenziato che essi avevano in comune un approccio precoce alla lettura e un grande interesse a leggere. Il problema dei genitori è che essi non sanno come sollecitare questo interesse per la lettura in un contesto comunicativo difficile qual è l'interazione con un bambino sordo molto piccolo.

Esistono manuali che danno indicazioni in tal senso,[1] ma al di là dei suggerimenti metodologici diventa fondamentale l'atteggiamento della famiglia, che non deve farsi condizionare negativamente dalle difficoltà comunicative; una mamma che comunica spontaneamente con il suo bambino senza chiedersi continuamente *se* e *quanto* lui comprende, crea un contesto comunicativo naturale e spontaneo. In altri termini, la difficoltà maggiore per la famiglia consiste nell'essere da una parte sempre consapevole e attenta a facilitare la comunicazione, dall'altra però non limitarla per paura di non essere compresi.

Che cosa può fare la famiglia?

Può fare moltissimo per quello che sarà l'atteggiamento futuro del bambino nei confronti della lettura. Infatti una mamma che racconta le fiabe, leggendo insieme al bambino un libro molto illustrato, ne suscita l'interesse e ne stimola l'attenzione verso il testo scritto, e fa in modo che egli associ la lettura a un momento molto piacevole, in cui si possono scoprire cose nuove. Negli ultimi anni sono usciti alcuni libri adatti ai bambini sordi, tra cui "Matteo è sordo" di Simonetta Anniballi S. (2003); la collana"Leggimi!" di Biancoenero edizioni srl. (2006); le "Favole di Esopo" della coop. Il Treno (2007).

Ci sono alcuni accorgimenti da ricordare:

- il libro deve avere moltissime illustrazioni e poco testo;
- bisogna lasciare al bambino il gusto di indovinare quello che succederà;
- ma soprattutto è necessario rispettare i turni di conversazione che nel bambino sordo sono diversi, perché nel momento in cui guarda le figure non può leggere dalle labbra o guardare i segni.

Che cosa possono fare il logopedista o il docente?

La prima necessità è quella di fare il punto della situazione, valutando la competenza linguistica del proprio allievo sordo e proprio per questi aspetti specifici esiste una serie di prove che può essere utilizzata.[2]

La seconda esigenza è quella di avere alcune ore per lavorare specifica-

[1] Cfr. Ardito B. e Mignosi E. (1995), Ardito B. (1998) e Massoni P. e Maragna S. (1997). Fabbretti D. e Tomasuolo E. (2006).

[2] Esistono alcune prove di competenza linguistica strutturate proprio per gli alunni sordi: Caselli M. C. e al. (1997); altre prove possono essere costruite dal docente: Maragna S. (2003).

mente su questi aspetti del linguaggio, sui quali gli udenti non hanno alcuna difficoltà; da qui nasce il suggerimento che la scuola attivi, nell'ambito dell'autonomia, un laboratorio linguistico in orari extrascolastici.

La terza considerazione vuole essere una sorta di incoraggiamento a intraprendere questa strada, anche se si può provare un senso di sgomento di fronte alla vastità e alla varietà d'uso di questi aspetti linguistici, come sempre avviene quando i meccanismi del linguaggio vengono analizzati e scomposti in un approfondimento teorico. Nella realtà, però, questi aspetti linguistici fanno parte di un *puzzle della comunicazione*, nel quale sono di supporto anche altri elementi, a cominciare dalla capacità individuale di intuire l'elemento della frase non conosciuto attraverso il contesto globale. È un po' quello che avviene con il meccanismo della lettura labiale. Se analizziamo e scomponiamo il processo di decodifica dalle labbra, ci sembra quasi impossibile che una persona sorda possa avere una buona e veloce lettura labiale, perché sono moltissimi i fonemi che non si vedono sulle labbra o che non possono essere distinti all'interno di una stessa classe, eppure tutti noi conosciamo persone sorde che hanno una lettura labiale molto veloce che, stando agli aspetti teorici, ha quasi del miracoloso.

Tutto ciò per dire ai docenti di non aver timore di affrontare questo compito, certo non facile: i risultati saranno molto più ampi delle aspettative.

5.2 Parole da vedere

La competenza linguistica nell'Italiano parlato e scritto è dunque l'obiettivo principale nell'educazione del bambino sordo ma, come abbiamo visto, l'apprendimento della lingua vocale è un processo molto lungo e faticoso nel quale hanno un ruolo preminente la famiglia, il logopedista e gli insegnanti, cioè le figure che contribuiscono a rendere più agevole e veloce questo iter di apprendimento.

Da molti anni ormai la ricerca scientifica, sia in Italia sia all'estero, ha individuato nelle tecnologie uno strumento particolarmente adatto ad abbattere le barriere comunicative, perché offre al sordo il grande vantaggio di poter utilizzare la vista, canale integro, per accedere alle informazioni.

Giochi al computer, programmi didattici, videoscrittura, Internet, sottotitoli nei video, web-camera, DVD, cellulari rappresentano varie sfaccettature dell'approccio informatico che consente di visualizzare le parole in contesti di apprendimento come la scuola o la logopedia, ma anche di relax e di gioco, attivando quindi obiettivi e modalità differenti.

Esistono in commercio programmi ideati e realizzati appositamente per bambini sordi, ma anche pacchetti informatici nati senza una specifica utenza che però si rivelano particolarmente adatti ai sordi perché concepiti in modo molto visualizzato (v. Atti del Convegno "Sordità, Tecnologie e Lingua dei Segni. Nuovi prodotti multimediali per bambini e adulti sordi" 2003 – Istituto Statale per Sordi di Roma).

In quanto a Internet, si può dire che sia diventato uno degli stimoli più forti a imparare la lingua scritta. I ragazzi sordi infatti, al pari degli udenti, subiscono il grande fascino di navigare su Internet, ma questa attività li obbliga in qualche modo a misurarsi con la loro competenza nella scrittura e li spinge a un allenamento inconsapevole, la cui molla è l'interesse per quello che si sta cercando nei vari siti informatici. Basti pensare a quanto possa essere utile per arricchire il lessico la ricerca su Google o altri server di vocaboli correlati da immagini. Si tratta comunque di attività in cui interesse e apprendimento sono strettamente connessi, e sappiamo quanto sia forte questo binomio. Resta però la necessità di rendere più accessibili i siti adottando criteri, scelte lessicali e grafica più idonei a facilitare la comprensione delle immagini (v. Bianchi, L. 2004; Colucci, F. 2004-2005).

Gli stessi cellulari, che consentono di inviare e ricevere oltre a messaggi SMS anche fax da telefoni mobili e fissi e posta elettronica, hanno dato un grande impulso alla comunicazione scritta, che per secoli ha suscitato diffidenza nelle persone sorde, che vedevano materializzarsi nel testo scritto le loro difficoltà linguistiche, per non parlare dei videotelefonini che permettono di vedere persone che parlano o segnano.

Questi cellulari, inoltre, hanno rivoluzionato la vita dei sordi, consentendo loro un'autonomia e una qualità della vita fino a ieri impensabili. Basti pensare che fino a pochissimi anni fa l'unico modo per comunicare con loro, se non si aveva il DTS, era il fax, con tempi di risposta lunghi.

Per la prima volta il progresso tecnologico mette a disposizione apparecchiature che possono abbattere le barriere comunicative e consentire alle persone di accedere alla cultura utilizzando il canale integro, la vista.

Quello che riesce difficile comprendere a prima vista è come mai una persona sorda, che sa leggere correttamente un testo, non sia poi in grado di comprenderlo. Noi udenti tendiamo a identificare la competenza fonologica con la competenza semantica. Anche il paragone che spesso viene fatto per spiegare le difficoltà linguistiche dei sordi con la scarsa conoscenza di una lingua straniera non è del tutto corretto, perché un conto è possedere già la struttura linguistica in una lingua vocale, sia pure differente, e ben diverso è non averla affatto.

Quello che emerge chiaramente da tutte le ricerche è che la competenza linguistica può essere potenziata solo attraverso l'allenamento, e in quest'ottica un'attenzione particolare meritano i sottotitoli. Essi infatti offrono al bambino sordo la grande opportunità di vedere il parlato in forma scritta, a differenza di quanto avviene con altre forme di scrittura che, essendo tali, hanno regole e registri differenti dalla lingua vocale.

La qualità dei sottotitoli offerti dalla RAI e da emittenti private, viene ritenuta poco soddisfacente da molte persone sorde, ma bisogna tener presente le difficoltà tecniche che implica la trasformazione dal parlato allo scritto, prima tra tutte la diversa velocità tra parlato e scritto, e la disomogeneità della popolazione sorda. I sottotitoli restano comunque la migliore opportunità offerta ai sordi dalla tecnologia per allenarsi alla lingua parlata.

Proverò ora a rispondere ad alcuni interrogativi:
- *Perché i sottotitoli?*
- *Come utilizzarli?*
- *Quali strategie didattiche può attivare l'insegnante o il logopedista?*

Come abbiamo detto, con i sottotitoli il bambino sordo ha la possibilità di compiere una sorta di allenamento linguistico alla lingua parlata, vedendo scritte le parole e quindi in una modalità visiva (la scrittura) più chiara e meno faticosa della lettura labiale. Si tratta in realtà di una sorta di educazione permanente alla lingua vocale, perché questo esercizio linguistico può e deve avvenire anche a casa in momenti di relax, magari guardando un cartone animato o una telenovela.
Si possono vedere film sottotitolati, scegliendo tra diverse lingue, tra cui l'Italiano, acquistandoli o noleggiandoli presso i negozi di videocassette e di computer. La scelta dei titoli è ampia soprattutto per i film americani, meno per quelli europei.
Nel momento in cui la persona sorda guarda i sottotitoli:
- può vedere scritti vocaboli che non conosce e di cui riesce a intuire il significato grazie al contesto della frase e all'ausilio delle immagini, con l'obiettivo di arricchire il lessico;
- può vedere utilizzate quelle strutture grammaticali e sintattiche che sono per lui problematiche (preposizioni, pronomi clitici, accordo tra le varie parti del discorso, uso del passivo, differenza tra discorso diretto e discorso indiretto, frasi relative ecc.) rafforzando così le strutture morfosintattiche;
- può vedere inseriti in un contesto comunicativo modi di dire e proverbi che spesso sono di difficile comprensione;
- ma, soprattutto, in questo modo il bambino sordo può accedere alle informazioni mediante la modalità visiva.

• *Come utilizzarli?*
La RAI e le emittenti private cominciano a offrire una discreta scelta di trasmissioni sottotitolate, anche se si deve fare ancora molto in questo campo: basti pensare a tutto il settore delle trasmissioni in diretta che ancora oggi viene in gran parte ignorato, pur esistendo sistemi di stenotipia computerizzata.

Televideo RAI

pag. 100 indice dei servizi offerti da Televideo oltre ai sottotitoli;
pag. 771 indice delle trasmissioni sottotitolate;
pag. 772, 773, 774 riassunti dei film e delle trasmissioni sottotitolate;
pag. 775 agenda dove vengono segnalate tutte le notizie che possono interessare non solo le persone sorde, ma anche gli udenti che vogliono partecipare a convegni, avere notizie, frequentare corsi, ecc;
pag. 777 sottotitoli in Italiano
pag. 778 sottotitoli in Inglese

Inoltre si possono noleggiare o acquistare i video sottotitolati; si può creare una propria videoteca registrando direttamente i filmati dalle pagine sottotitolate della RAI e le emittenti private.

Si può vedere un film, un documentario, un cartone animato, una telenovela.

Ogni docente sceglie secondo le proprie esigenze; è bene però seguire alcune regole di base:
- iniziare con filmati brevi per dare il tempo all'alunno sordo di abituarsi ai sottotitoli, i quali inizialmente provocano una sensazione di fastidio che sparisce con la consuetudine;
- far vedere il video prima all'allievo sordo (a casa, se c'è qualche familiare disponibile, o a scuola separatamente) fermando il videoregistratore ogni volta che il bambino chiede spiegazioni, in modo che conosca già l'argomento quando il film viene riproposto in classe.

• *Quali strategie didattiche attivare?*
A titolo esemplificativo vengono proposte alcune possibili sequenze dell'iter metodologico, certi che gli insegnanti sapranno arricchire e completare queste indicazioni:
- vedere il filmato con tutta la classe;
- ricostruire la trama o individuare i punti essenziali oralmente e colletti-

vamente, perché questo aiuta anche chi non è riuscito a comprendere tutti i passaggi;
- proporre una verifica scritta dei contenuti tramite questionari a scelta multipla, test vero/falso, brani da integrare;
- chiedere alla classe, dividendo gli alunni in gruppi di due, di scrivere un riassunto o una relazione su quanto visto; in una seconda fase il lavoro può essere fatto individualmente.

Sono stati dati qui solo alcuni suggerimenti didattici, sarà poi il singolo docente a creare percorsi metodologici utilizzando lo strumento dei sottotitoli, che ha il grande vantaggio di aiutare l'alunno sordo a potenziare la sua competenza linguistica e di consentire al tempo stesso di lavorare con tutta la classe secondo gli obiettivi della programmazione educativa e didattica.

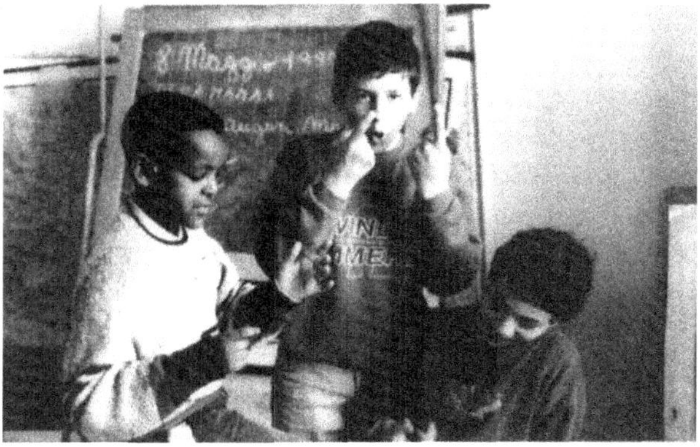

Fig. 5.1 Un momento dell'attività didattica nella scuola elementare ospitata presso l'Istituto Statale per Sordi, Roma (foto di Valerina Balit).

Fatti e opinioni
Esempi di scrittura

Riportiamo qui di seguito alcuni testi di persone sorde di età differente. Questi elaborati rappresentano un livello di produzione scritta che possiamo definire medio, nel senso che presentano alcuni errori strettamente collegati al deficit; nella realtà esistono sicuramente alunni in grado di scrivere in modo più corretto, ma anche persone che scrivono molto peggio.

*** Tema di un'alunna di 1° media**

Descrizione di un animale

Io compro un biscotti di animali si chiama FRIESKES un
faccia di gatto colori aranciane. Io prendo un gatto mi
chiamo a papà è mamma noi siamo andati a.........
a dottore. Io ha detto il gatto sa male a febbre per=
chè c'è fuori tanto freddo.
Io un signore del dottore il gatto sa male a febbre tan=
to perchè sono malatile, il dottore fa la puntura del
gatto perchè aveva paura non vuole la puntura,
vieni papà è mamma e tuo fradello prendi un gatto
con le zampe sta fermo. Il dottore faccio la puntu
ra 1, 2, 3, via perchè sono tranquillo senza febbrè
sta bene i grenzi a casa sempre c'è fuori tanto
freddo quando dopo c'è fuori tanto freddo quando
dopo c'è il sole va a giocare dal gatto a giù con
sul prato e malta campagna e felice.
Il papà è mamma, io e i miei fradelli c'è un
regalo, un sorprensa un regalo tanti auguri del
gatto, quandi giorni i messi 7 Aprile nel 19........ a
nato nel 19...... tutti erono contenti.
Mamma mi chiama Micio ha sentita va a correre
hanno fame tanta a s[illegible]ate il latte e beve.

*** Lettera scritta da una studentessa della scuola superiore**

Cara Silvia,
Grazie per avermi il tuo invito di matrimonio
ma purtroppo io non posso partecipare al
tuo matrimonio, xchè mi ha
invitato mia nipote x la sua prima comunio
ne. Non ti preoccupare, che mio fratello verrà
al tuo matrimonio con sua ragazza.
Come ti senti in questo giorno bellissimo?
Ti preoccupi? Ti sei emozionata? Hai compra
to un abito da sposa? Com'è? Dopo del ma
trimonio dove voi viaggerete la luna di miele?
Quando voi tornate e mi racconti tutto del suo
tempo con luna di miele... Sono lieta di
voi, voi diventerete moglie e marito.
Vi auguro con la nuova vita e nuova
famiglia e la felicità.

Con Affetto

*** Testo di un'universitaria**

Il primo giorno all'università sono andata con mia mamma e ho avuto molte difficoltà perché non sapevo a chi devo rivolgermi e non sapevo a cosa devo parlare, non sapevo come iniziare a frequentare alla lezione, per me era una nuova esperienza da affrontare come prima non ho mai affrontato, ero quasi pentita di avermi iscritta, so che sono esagerata e così ho pensato che devo andare avanti ugualmente. Dopo alcuni giorni sono andata di nuovo con l'interprete e i problemi sono abbastanza risolti, praticamente ho superato il primo passo di ostacolo. Ho cominciato a frequentare la lezione, l'interprete chiede alla professoressa che c'era una ragazza sorda, non c'è il problema, anche per la posizione tra di me e quella interprete, tutto o.k. Durante la lezione ero sempre tranquilla e non ho mai avuto l'imbarazzo per LIS che uso io e l'interprete, poiché è la mia lingua e gli studenti comprendono e mi fanno sentire proprio che siamo uguali e non mi hanno fatto sentire l'emancipazione, sono stata molto contenta. All'inizio ho avuto la difficoltà di scegliere una materia da seguire e alla fine ho già scelto. Quando frequentavo la lezione, non faccio gli appunti perché sono costretta a seguire l'interprete mentre la professoressa continua a parlare senza fermare, non mi dà la possibilità di fare gli appunti...

Per saperne di più

Ardito B. e Mignosi E. *Vivo una favola e imparo le lingue - Come giocare a parlare con i bambini sordi e non*, La Nuova Italia, Firenze, 1995

Ardito B. *Giochi di segni e parole. Un manuale per leggere e scrivere con bambini sordi e udenti dai 3 ai 7 anni*, Franco Angeli, Milano, 1998

Arfè B. "La produzione del testo in persone sorde:aspetti linguistici e cognitivi del processo di scrittura"in *Psicologia clinica dello sviluppo*, anno VII, n° 1, 2003, pp. 7-27

Barbieri M. S., Devescovi A. e Bonardi P., "L'interazione verbale tra bambini ed educatrice durante il racconto di una storia" in Mantovani S. e Musatti T. (a cura di), *Tra adulto e bambini: educare a comunicare*, Yuvenilia, Bergamo, 1984, pp. 124-145

Beronesi S. e Volterra V., "Il bambino sordo che sbaglia parlando" in "*Italiano & oltre*", 3, 1986, pp. 103-105

Bertocchi D., Brasca L., Lugarini E. e Ravizza G., *L'italiano a scuola*, La Nuova Italia, Firenze, 1990

Bettini V. e Battista C., *Talking hands. A Basic English Course for Deaf and Hard-of-Hearing Learners*, Zanichelli, Bologna, 1999

Bortolini U., "Lo sviluppo fonologico", in Sabbadini G. (a cura di), *Manuale di neuropsicologia dell'età evolutiva*, Zanichelli, Bologna, 1995

Cantagalli C., "La storia dell'educazione dei sordi tra metodo orale e metodo segnino"in *L'Educazione dei Sordi*,1, 2002, pp. 19-28

Caselli M. C. e Volterra V., "Educazione e didattica per il bambino sordo: Segni e parole" in Albonetti G. e Pizzuto E. (a cura di), *Videoatti della Giornata di Studio: Linguaggio e sordità*, Istituto di Psicologia del CNR, Roma, 1991

Caselli M. C., Pace C., Massoni P. e Skliar C., "Interazione e comunicazione in bambini sordi al computer" in Pontecorvo C. (a cura di), *Interazione sociale e sviluppo delle conoscenze*, La Nuova Italia, Firenze, pp. 395-415, 1993

Caselli M. C., Volterra V., D'Amico S., Capirci O., Devescovi A. e Taeschner T. *Prove di valutazione grammaticale dell'italiano scritto*, Organizzazioni speciali, Firenze, 1997

Chiappini G., Conte M. P., Cosma S., De Mola G. e Moraglia E., "L'uso di tecnologie informatiche nella riabilitazione e nell'inserimento scolastico di bambini affetti da sordità" in Susini S. (a cura di), *Informatica, Didattica, e Disabilità. Atti del 1° Convegno Nazionale*, I.R.O.E., CNR, Firenze, 1988, pp. 76-87

Chiappini G, Conte M. P., Cosma S., De Mola G. e Lowemberger F., *Progetto di rete telematica per alunni sordi. Rapporto tecnico*, Istituto di Matematica Applicata del CNR, Genova, 1991

Chiri, D., Esperienza nella scuola di Cossato in M. Domini, M. e M. Di Silvio (a cura di), *Atti Convegno Il sordo nella scuola ordinaria. Problemi e prospettive nella sua educazione e istruzione.* Milano 26 Ottobre 2002. Sezione Provinciale ENS di Milano, 2005, pp. 51- 56

Conte M. P., Pagliari Rampelli L. e Volterra V., "La costruzione del testo scritto nei bambini sordi: storia di un caso" in Orsolini M. e Pontecorvo C. (a cura di), *La costruzione del testo scritto nei bambini*, La Nuova Italia, Firenze, 1991, pp. 391-418

D'Amico S., *La grammatica dell'italiano e degli adulti sordi. Rapporto tecnico*, Istituto di Psicologia del CNR, Roma, 1991

D'Amico S., "Non sentire i pronomi" in *Italiano & oltre*, 4, 1994, pp. 199-205

Degl'Innocenti R. e Ferraris M., *Il computer nell'ora di italiano*, Zanichelli, Bologna, 1988

Della Casa M., *Scrivere Testi. Il processo, i problemi educativi, le tecniche*, La Nuova Italia, Firenze, 1994

Epifano M., *Immaginario. Immagini per un abbecedario*. Plan, Firenze, 2004

Fabbretti D., "Quando Cappuccetto Rosso non sente. Analisi preliminari di testi scritti da bambini sordi" in *Età Evolutiva*, 68, 2001, pp. 72-80

Fabbretti D., "Scrittura e sordità" in *L'educazione dei sordi*, 3, pp. 185-206, 1997

Fabbretti D., Caselli M.C. Scrivere senza sentire. Analisi delle scritture di bambini sordi di scuola elementare. *Età Evolutiva*, 68, 2001, pp. 72-80

Fabbretti D. e Pizzuto E., "Dalle mani alla carta: aspetti teorici e metodologici della notazione della Lingua Italina dei Segni" in Fabbretti, D., Tomasuolo, E. (a cura di), *Sordità e scrittura* Carocci, Roma, 2006 pp. 139-157

Fabbretti D. e Tomasuolo E., (a cura di), *Sordità e scrittura*. Carocci, Roma, 2006

Favia M.L, *Una scuola oltre le parole. Comunicare senza barriere: famiglia e istituzioni di fronte alla sordità*, Franco Angeli, Milano, 2003

Ferreiro E. e Teberosky A., *La costruzione della lingua scritta nel bambino*, Giunti, Firenze, 1985

Formisano M., "Il primo contatto con la lingua scritta" in Pontecorvo C. *Una scuola per i bambini*, La Nuova Italia, Firenze, 1990, pp. 145-159

Formisano M., Pontecorvo C. e Zucchermaglio C., *Guida alla lingua scritta*, Editori Riuniti, Roma, 1986

Giardi G., Sapuppo A. e Tesio E. "Nuove tecnologie come risorsa per i sordi" in Caselli M. C. e Corazza S. (a cura di), *LIS. Studi, esperienze e ricerche sulla Lingua dei Segni in Italia. Atti del 1° Convegno Nazionale sulla Lingua dei Segni*, Trieste 13-15 Ottobre 1995, pp. 218-227

Maragna S., *Una scuola oltre le parole. Educare alla lingua parlata e scritta*, Franco Angeli, Milano 2003

Massoni P. e Maragna S., *Manuali di logopedia per bambini sordi*, Franco Angeli, Milano, 1997

Molinari L., "La conversazione madre-bambino durante il racconto di una storia illustrata" in Emiliani F., Molinari L. e Gelati M., *Il bambino nella mente e nelle parole delle madri. Gli indicatori soggettivi della qualità della vita infantile*, La Nuova Italia, Firenze, 1989

Opera Multimedia - CNR, CD-ROM Gli animali della savana. *Un'esplorazione multimediale interattiva. Guida didattica*, distributore Opera Multimedia s.p.a., Orgoglio sordo, Milano, 1994

Orsolini M. e Pontecorvo C. (a cura di), *La costruzione del testo scritto nei bambini*, La Nuova Italia, Firenze, 1991

Pace C., Caselli M. C., Skliar C. e Volterra V., "L'uso di nuove tecnologie e metodologie nell'educazione del bambino sordo" in *Atti del Convegno Oltre l'integrazione. Metodologie e tecnologie nell'educazione degli audiolesi*, Tipografia Alto Adige, Bolzano, 1993, pp. 53-88

Pace C., Pontecorvo C., Skliar C. e Volterra V., "Le prime ipotesi dei bambini sordi sulla lingua scritta", in *Età evolutiva*, 22, 1994, pp. 22-41

Pizzuto E. e Caselli M. C., "L'acquisizione della morfologia flessiva nel linguaggio spontaneo: evidenza per modelli innatisti o cognitivisti?" in Cresti E. e Moneglia M. (a cura di), *Ricerche sull'acquisizione dell'italiano*, Bulzoni, Roma, 1993, pp. 165-187

Pontecorvo C., *Questioni di tecnologia didattica*, La Scuola, Brescia, 1974

Pontecorvo C. e Zucchermaglio C., "Il computer inserito in un contesto di educazione metalinguistica" in *Rassegna di Psicologia*, pp. 151-172

Pratella Monastra M., *La LIS su CS-interattivo* in "L'educazione dei Sordi", 1, 1998, pp. 14-18

Punzi I., "La comprensione di storie" in Pontecorvo C., Tassinari G. e Camaioni L. (a cura di), *Continuità educativa dai quattro agli otto anni*, La Nuova Italia, Firenze, 1990, pp. 281-296

Rampelli S, "Appunti sulla televisione per chi non sente" in *Golem*, pp. 7-9

Stella G. e Pippo J., *Le difficoltà di apprendimento della lettura e della scrittura*, Edizioni Moderne, Padova, 1987

Teruggi L. A., (a cura di), *Una scuola, due lingue. L'esperienza di bilinguismo della scuola dell'Infanzia ed Elementare di Cossato*. Franco Angeli, Milano 2003

Toccacelli D. e Radutzky E., "Uso della LIS nel percorso educativo di una bambina sordocieca dalla nascita". 1997 in M.C. Caselli e S. Corazza (a cura di), *LIS. Studi, esperienze e ricerche sulla lingua dei Segni in Italia. Atti del 1° Convegno Nazionale sulla Lingua dei Segni*. Trieste 13-15 ottobre 1995, pp.182-187

Volterra V., Pace C. e Caselli M. C., "Come usare le nuove tecnologie con i bambini sordi" in Garito, M. A. (a cura di), *Atti del Convegno Multimedia and distance learning for science and technology*, Garamond, Roma, 1995, pp. 291-305

6
Il pianeta scuola

6.1 È tempo di bilanci

La storia del nostro Paese[1] è caratterizzata, rispetto all'educazione dei sordi, a differenza di quanto è avvenuto in altre nazioni, da una scelta rigidamente oralista che per quasi un secolo ha condizionato le scelte pedagogiche e didattiche. La stessa legislazione scolastica che ha consentito ai sordi di frequentare le scuole comuni insieme agli udenti ha pesantemente risentito di questo retaggio storico e, oggi, ormai a molti anni dalla promulgazione della legge 517/77, è possibile fare un bilancio dell'integrazione scolastica dei sordi nelle scuole comuni e fare il punto sulle scuole speciali.

Si tratta di riflessioni critiche, che vogliono mettere in discussione non lo spirito della legge ma la sua reale applicazione. La possibilità, lasciata a suo tempo dalla legge 517/77 alla famiglia di scegliere tra scuola normale e scuola speciale, teneva conto e rispondeva alle diverse e molteplici situazioni che ci sono nell'ambito della sordità. La realtà però ha fatto sì che i genitori scegliessero in massa la scuola comune, senza che in essa fosse pienamente attuato quel principio di flessibilità che è l'unica garanzia per un reale inserimento del sordo nella scuola di tutti, perché consente di adattare l'organizzazione scolastica e le strategie didattiche alle esigenze peculiari dei sordi, di introdurre in modo capillare le tecnologie, di utilizzare in ambito scolastico la lingua dei segni quando lo studente è segnante. Più la scuola è in grado di

1 Questo capitolo riporta in parte la relazione presentata al II Convegno sulla Lingua dei segni, Genova, 1998, del Dipartimento Scuola, Educazione, Università dell'ENS, coordinatore Renato Pigliacampo, con la partecipazione di Caterina Bagnara, Francesco Di Tullio, Giulia Porcari, Li Destri, Lino Stimamiglio e l'autrice.

offrire allo studente sordo risposte diversificate, in modo che egli possa scegliere le strategie didattiche e la modalità comunicativa a lui più adatte, più diventa una scuola adeguata a far emergere le sue potenzialità.

Sull'altro versante, a livello di scuola speciale in questi anni abbiamo assistito a un duplice fenomeno: da una parte le istituzioni non sempre hanno dato quei supporti necessari a garantire un'elevata qualità dell'insegnamento; dall'altra il confluire in queste scuole dei cosiddetti casi disperati, cioè alunni plurihandicappati che trovano grosse difficoltà a essere accettati nella scuola normale, ha finito in qualche modo per snaturare la didattica specializzata per sordi, che è la caratteristica e il punto di forza di queste istituzioni. La via realmente percorribile per recuperare il patrimonio di esperienza è quella di aprire le scuole speciali anche agli alunni udenti sul modello di quanto è avvenuto presso la scuola di infanzia ed elementare del Circolo 173°/ISISS ospitata in convenzione presso l'Istituto Statale per Sordi di via Nomentana a Roma (v. il DVD "Parole e segni" nel sito www.istitutosordiroma.it nella sezione materiali).

Dalle ricerche condotte, risulta che in Italia la situazione dell'integrazione scolastica non è omogenea, né classificabile secondo parametri territoriali; il dato generale però che emerge è che a una legislazione sicuramente avanzata non sempre corrispondono strutture adeguate, una preparazione specifica dei docenti e un'informazione capillare alle famiglie.

L'inserimento dei sordi nelle scuole comuni appare meglio realizzato a livello di scuola di infanzia ed elementare sia perché le esigenze comunicative dei bambini, a questa età, sono meno complesse, sia perché i contenuti scolastici sono più semplici.

Anche nella scuola media inferiore, pur essendoci realtà molto diverse tra loro, l'impostazione interdisciplinare del lavoro, che è alla base di questo grado di scuola, sembra favorire un approccio globale nei confronti dell'alunno sordo, che viene visto nel suo insieme, con le sue potenzialità e capacità espresse, senza penalizzarlo troppo nei suoi limiti.

In questo momento è invece nella scuola superiore di 2° grado e all'università che maggiori e più scottanti sono le problematiche irrisolte, per l'incapacità della scuola di dare risposte adeguate.

A livello universitario avanza una pattuglia di sordi, più folta del passato, che frequenta le lezioni, dà gli esami, si laurea tra mille difficoltà perché l'università non sempre è sensibile e sollecita nel dare strumenti tecnologici e figure di riferimento (interprete di LIS, *tutor*, prendi-appunti, ecc.) che possono aiutare lo studente, anche se la l. 104 lo prevede. Tutto questo è reso ancora più difficile dall'autonomia delle università, che svincolandole in gran parte dal Ministero rende molto complessa un'azione generalizzata su tutto il territorio italiano.

Il problema, che appare irrisolto nella scuola italiana in tutti i suoi ordini e gradi, sia pure a livelli differenti, è quello della comunicazione. Inutile qui ribadire che la sordità è un deficit sensoriale che lascia integre le facoltà intellettive e che quindi le problematiche scolastiche sono esclusivamente collegate alle difficoltà nella comunicazione. Quello che si vuole sottolineare è che l'accesso alla cultura nella nostra scuola avviene prevalentemente attraverso due canali: la lezione frontale del docente e l'interrogazione, quale strumento di verifica dell'apprendimento. Ambedue le modalità viaggiano esclusivamente sul canale acustico-verbale e in quanto tali penalizzano lo studente sordo.

Numerose ricerche sia in Italia che all'estero hanno aperto nuove prospettive nell'educazione dei sordi mediante le tecnologie (computer e sottotitoli) e la lingua dei segni, ma la scuola italiana, nella maggioranza dei casi, sembra ignorare tutto questo. Le diverse indagini condotte a suo tempo nelle scuole dall'Istituto di psicologia del CNR e le richieste che arrivano alla Mediateca e allo Sportello sulla sordità dell'Istituto Statale per Sordi di Roma mettono in evidenza che l'uso del computer e dei sottotitoli è molto limitato e che la lingua dei segni è sconosciuta a quasi la metà dei docenti di sostegno. Noi riteniamo invece che, fatta salva la scelta della famiglia e poi del ragazzo sull'uso dei segni, sia però imperdonabile che, laddove l'alunno è segnante, non si utilizzino i segni in ambito scolastico perché l'insegnante non li conosce.

Per fortuna in questo ultimo decennio si è affermata sempre più la figura dell'assistente alla comunicazione prevista dalla L.104/92 un mediatore della comunicazione che aiuta l'alunno sordo e seguire bene le lezioni, anche grazie all'uso dei segni.

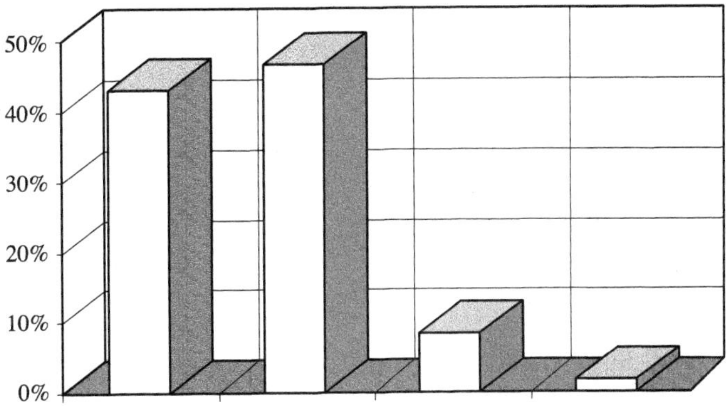

Fig. 6.1 Conosci i segni? (v. Maragna S., 1997. La domanda fa parte di un questionario rivolto ai docenti di sostegno delle scuole superiori di Roma e provincia).

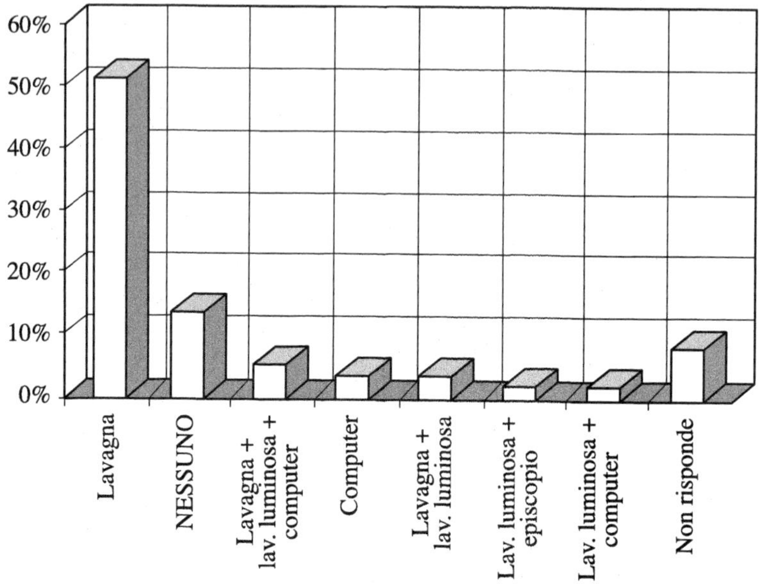

Fig. 6.2 Che sussidi vengono utilizzati per le lezioni? (v. Maragna S., 1997).

Le difficoltà scolastiche

La sordità è stata definita un handicap nascosto proprio perché le problematiche che sottintende non sono facilmente e immediatamente percepibili dagli udenti, siano essi docenti o compagni di classe.

Quando infatti un bambino sordo arriva a scuola, l'insegnante individua quasi subito una serie di difficoltà riguardanti sia l'area socio-affettiva, cioè del comportamento, sia l'area cognitiva, cioè dell'apprendimento, ma non sempre è in grado di metterle in relazione con il deficit e quindi di agire adeguatamente per aiutare il bambino a superare l'handicap.

I docenti, ma anche i compagni di classe, spesso rimproverano al bambino sordo (v. tab. 6.1):
- di essere isolato rispetto al resto della classe;
- di non stare attento, proprio lui che ha così bisogno;
- di avere atteggiamenti aggressivi o di rifiuto, spesso nei confronti dell'insegnante di sostegno;
- di non fare i compiti a casa e di non portare il materiale scolastico richiesto.

Tab. 6.1 Difficoltà nell'area socio-affettiva

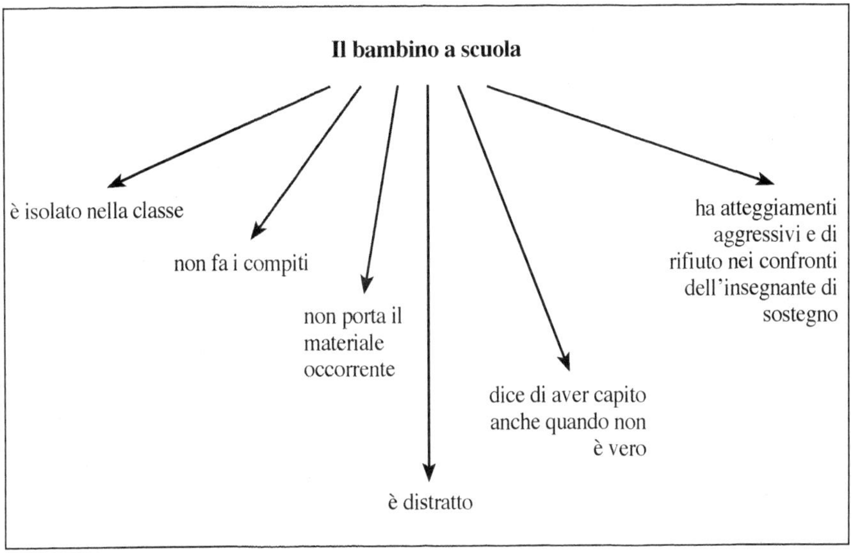

Cominciamo dal primo punto. È vero che il bambino sordo tende a isolarsi rispetto ai compagni, ma è altrettanto vero che questo avviene a causa delle difficoltà comunicative. Non dobbiamo infatti mai dimenticare che la sordità è un deficit sensoriale che, se è da solo, lascia integre le facoltà intellettive. I problemi riguardano dunque la comunicazione ed esistono alcune strategie comunicative che gli udenti devono conoscere per poter comunicare più facilmente con il bambino sordo (v. scheda cap. 4), ma oltre a questo è anche necessario:

- smettere di parlare quando si è girati a scrivere alla lavagna;
- parlare a turno, uno per volta, e segnalare con la mano quando qualcuno interrompe e interviene nella conversazione;
- toccare leggermente sul braccio il bambino per richiamare la sua attenzione, mai all'improvviso e alle spalle
- farlo partecipe di tutto quello che avviene in classe e che a lui può sfuggire. Per esempio avvisarlo quando il bidello entra per una comunicazione, mentre lui è chino sul quaderno a scrivere; oppure spiegargli cosa succede, quando qualcuno dal fondo della classe lancia una battuta e tutti scoppiano a ridere.

Si può proporre un gioco di simulazione per meglio far comprendere alla classe le difficoltà delle persone sorde.

Gioco di simulazione

Disporsi tutti in cerchio per raccontare, a turno e senza voce, quello che si è fatto il pomeriggio precedente. Immediatamente vengono fuori i problemi:
- non tutti articolano le parole allo stesso modo;
- non tutti hanno la stessa capacità di *leggere sulle labbra*;
- la lettura labiale è molto faticosa perché richiede un'attenzione visiva costante;
- se più persone parlano contemporaneamente è impossibile seguire la conversazione;
- se, parlando, si usa la gestualità spontanea, la comunicazione diventa più chiara ed efficace;
- quando non si comprende quello che gli altri dicono si diventa nervosi, diffidenti e anche permalosi (sono le caratteristiche della personalità che negli stereotipi vengono imputate ai sordi).

Il secondo *rimprovero* è che il bambino sordo non sta abbastanza attento in classe, ma dobbiamo sempre ricordare che la lettura labiale è molto faticosa. Pertanto il docente cercherà di rendere la sua lezione il più possibile visiva, accordandosi preventivamente con il collega di sostegno in modo da reperire foto, diapositive, grafici e schemi che possano facilitare la comprensione. Pensiamo per esempio a una lezione di storia, dove si parla di *suppellettili*, *graffiti*, *palafitte*; è chiaro che, avendo alcune immagini, tutto diventa più semplice. L'insegnante, quando spiega, non solo cercherà di seguire le regole comunicative di cui abbiamo parlato prima, ma scriverà alla lavagna una scaletta della sua lezione, in modo da poter indicare anche visivamente il passaggio da un punto all'altro dell'argomento.

Il problema vero è che bisogna imparare a fare scuola in modo diverso, quando si ha in classe un alunno sordo, con la scoperta che quello che funziona con i sordi va benissimo per gli udenti.

Anche alcuni atteggiamenti aggressivi o di rifiuto del bambino derivano spesso dall'incapacità del docente di adeguare la propria didattica alla reale situazione di partenza dell'alunno. Molto volte si chiede all'allievo sordo troppo oppure troppo poco. Nel primo caso si possono innescare reazioni aggressive, perché il bambino non è mai in grado di fare il compito, che è troppo al di sopra della sua preparazione di base, oppure è formulato in un Italiano difficile e quindi incomprensibile, e lui, sentendosi frustrato, reagisce negativamente. Nel secondo caso si perde un'occasione, difficilmente recuperabile; quando infatti si lavora con un alunno sordo si ha sempre la sensazione che il tempo non basti mai per dare quelle informazioni e quelle conoscenze che la persona sorda perde, in parte o totalmente, a causa del suo deficit.

Allo stesso modo, è sempre il docente che deve evitare situazioni di privilegio per l'alunno sordo, nei compiti a casa. L'insegnante deve sempre accertarsi che l'allievo abbia scritto bene sul diario l'assegnazione dei compiti (magari demandando il controllo al compagno di banco), ma poi deve esigerli, così come fa con tutti gli altri allievi: le regole devono essere uguali per tutti.

Esistono inoltre alcune problematiche collegate all'area cognitiva o dell'apprendimento. L'insegnante che ha in classe uno di questi bambini si rende immediatamente conto che l'allievo non ha una competenza linguistica, nell'Italiano parlato e scritto, adeguata alla sua età, proprio perché le persone sorde non acquisiscono spontaneamente la lingua ma la apprendono mediante un lungo intervento logopedico.

Nella scuola dell'infanzia è più semplice operare, nonostante l'inadeguatezza linguistica del bambino sordo, perché anche nella comunicazione dei bambini udenti la gestualità spontanea ha un ruolo essenziale e le esigenze comunicative sono meno raffinate. Le problematiche invece diventano più ampie nella scuola elementare, soprattutto quando comincia lo studio delle materie orali e si richiede una produzione scritta più corretta sul piano formale e più ricca nel contenuto.

Prima di affrontare queste tematiche è bene, però, ribadire che il successo scolastico di un alunno sordo è strettamente correlato alla capacità dei docenti curricolari e di sostegno di proporre gli argomenti con una didattica specializzata, che utilizzi al massimo il canale visivo o ancora meglio visivo-gestuale, se l'insegnante conosce la lingua dei segni ed il bambino è segnante.

In genere, i docenti rimproverano al bambino sordo (v. tab. 6.2):

- di non essere in grado di leggere da solo il libro di testo, individuando i punti essenziali;
- di non saper rielaborare i contenuti studiati, esprimendoli in modo chiaro, corretto e conseguenziale, e quindi, in ultima analisi, di non essere capace di prepararsi bene a un'interrogazione;
- di non saper prendere appunti;
- di non saper produrre testi scritti adeguati nel contenuto e nella forma, in relazione alla classe frequentata.

La capacità di leggere e comprendere un testo richiede da parte del lettore una buona competenza linguistica a livello lessicale e morfosintattico, unita alla capacità di fare inferenze. Le persone sorde incontrano generalmente difficoltà in tutti e tre questi aspetti.

Tab. 6.2 Difficoltà nell'area cognitiva.

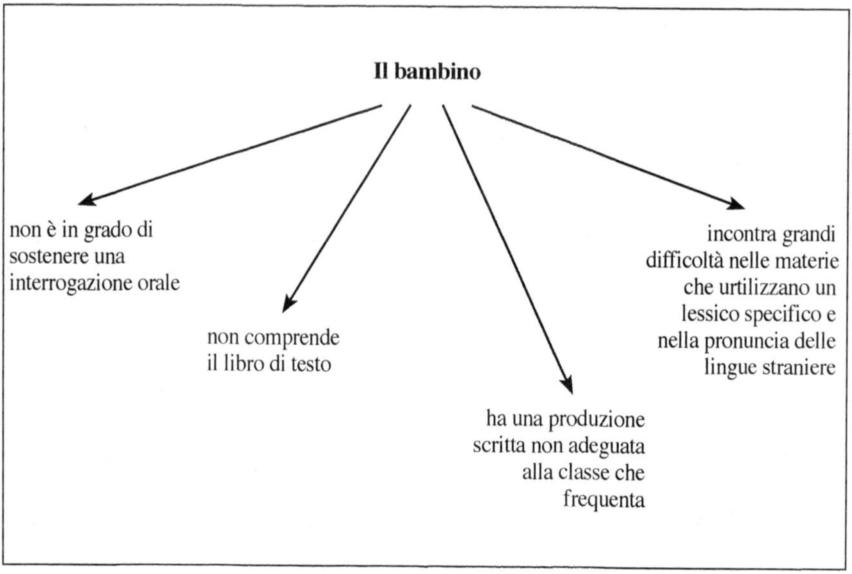

Altri problemi derivano dal lessico, in quanto le persone sorde, come abbiamo già visto (cap. 5), possiedono un vocabolario limitato in Italiano, che è invece una lingua particolarmente ricca di sinonimi, e una certa rigidità lessicale perché sfuggono loro alcune espressioni linguistiche come i modi di dire, le metafore, le allegorie.

Se per esempio è relativamente semplice spiegare il significato di espressioni come "mettere i piedi in testa" perché la metafora sottintesa è visiva, è più complicato dare il significato di espressioni come "pezze d'appoggio", "in un brodo di giuggiole", "calma e gesso"! Bisogna anche tener conto che i modi di dire cambiano da nazione a nazione, con varietà regionali. In Sudamerica per esempio si dice "la polizia ha preso il prezzemolo", al posto del nostro "la polizia ha preso i pesci piccoli". Nella lingua dei segni esistono alcuni numeri che sembra abbiano un valore equivalente ai modi dire: per esempio il 23 equivale a stupido. È evidente che i modi di dire vanno spiegati chiaramente e con molteplici esemplificazioni perché manca, al bambino sordo, l'ausilio della ripetitività sonora.

Possono essere d'aiuto anche le capacità intuitive per desumere, dal contesto frasale, il significato della parola non conosciuta, analogamente a quanto facciamo noi quando leggiamo un brano in una lingua straniera che non padroneggiamo bene. Ma non sempre questo è possibile.

La minore padronanza di alcuni elementi morfosintattici dovuta al deficit (pronomi, preposizioni, concordanze, frasi relative, frasi passive, uso del discorso indiretto ecc.) è presente in tutti i sordi, in modo più o meno accentuato in relazione alla loro personalità, al tipo e grado di sordità, all'iter riabilitativo e scolastico, all'ambiente. Poiché la prima operazione che il lettore fa è proprio di tipo linguistico perché, per comprendere il testo, deve possedere una competenza linguistica nei pronomi, nella costruzione semantica, nei nessi logici e così via, è chiaro che le difficoltà morfosintattiche influiscono negativamente sulla comprensione.

Il terzo tipo di problematiche è di tipo enciclopedico ed è collegato alla capacità di fare inferenze, cioè di attingere a quell'enciclopedia del lettore in cui ognuno di noi raccoglie e classifica le informazioni e le conoscenze del mondo. Le inferenze sono anche di tipo lessicale e morfosintattico, ma noi qui intendiamo soprattutto quelle enciclopediche. Faremo un esempio. In una ricerca condotta con ragazzi sordi delle scuole superiori di Roma e provincia (Maragna S. et al., 1997), una delle domande per verificare la comprensione di un brano di narrativa chiedeva dove si svolgesse la storia. Nel testo la località non veniva mai esplicitata, l'unica indicazione veniva data dalla frase "*Al tempo dello zar Pietro...*". Per rispondere positivamente, il lettore doveva sapere che solo in Russia il re veniva chiamato zar. Poiché le persone sorde ricevono meno informazioni, a causa del deficit, hanno più difficoltà nel fare inferenze. Per lo stesso motivo, molti studenti davano al proverbio "Chi fa da sé fa per tre" il significato di "Chi fa da solo lavora troppo".

Dalla stessa indagine è emerso che il 55% dei ragazzi raramente era in grado di usare da solo il libro di testo. Inoltre, circa il 40% aveva bisogno di una riduzione dei programmi, intesa come minori argomenti di quelli proposti alla classe, in diverse materie, e ricorreva a una semplificazione del testo, ovvero ad appunti e a schemi in sostituzione del libro di testo. Le materie più difficili risultavano essere quelle che utilizzano un lessico molto specifico, come ad esempio diritto ed economia aziendale negli istituti tecnici.

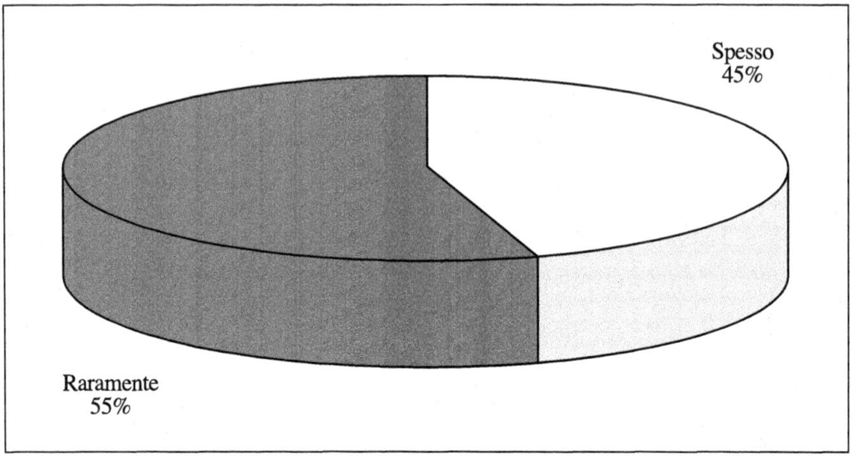

Fig. 6.3 L'alunno sordo è in grado di utilizzare da solo il libro di testo? (v. Maragna S., 1997. La domanda rivolta ai docenti ai sostegno, faceva parte di un questionario nell'ambito di un'indagine nelle scuole superiori di Roma e provincia).

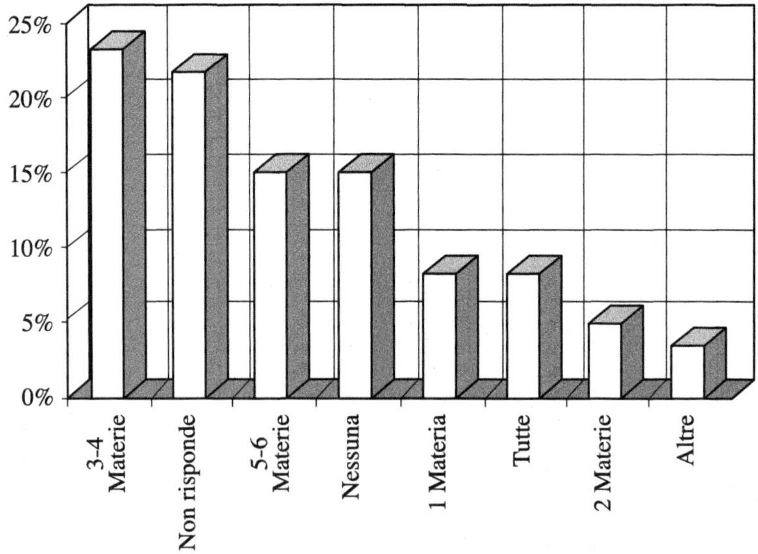

Fig. 6.4 Vi è stata una semplificazione dei programmi? (v. Maragna S., 1997).

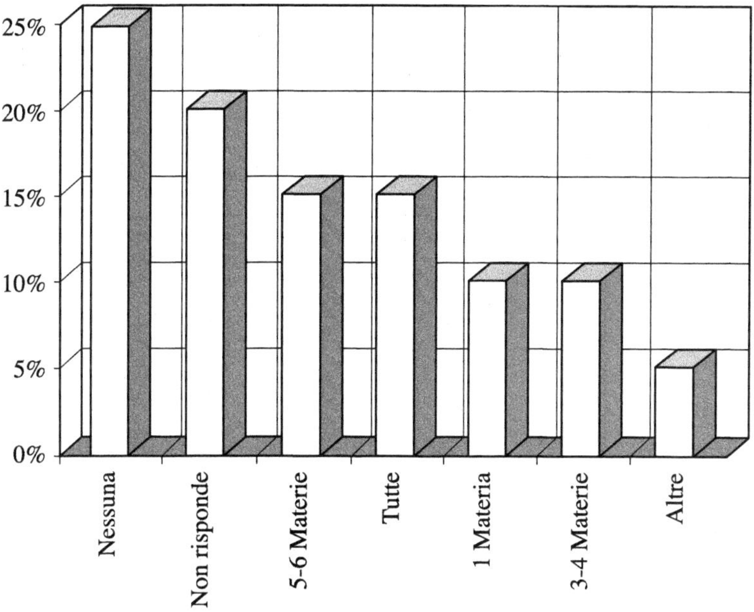

Fig. 6.5 Vi è stata una riduzione dei programmi? (v. Maragna S., 1997).

Ancora più problematica è per lo studente sordo l'individuazione delle parti essenziali del testo e la capacità di operare una sintesi perché, per poter fare queste operazioni, è necessario aver compreso con chiarezza e in modo completo il brano letto.

Molto complessa è anche la rielaborazione personale di quanto si è letto; alle difficoltà che incontra lo studente udente va aggiunta la necessità per l'allievo sordo di esercitare una sorta di autocontrollo su quegli aspetti della morfologia libera che creano problemi a causa del deficit (v. cap. 5.1).

L'ultima abilità richiesta, quella di prendere appunti, è proponibile allo studente sordo, ma non durante le spiegazioni perché, se guarda il docente per leggere sulle labbra o per seguire i segni, non può materialmente scrivere.

Da quanto detto finora appare indispensabile un approccio graduato all'Italiano, per poter poi arrivare alla lettura del libro di testo. Con questa finalità è stato strutturato il mensile "Due Parole" (v. sito www.dueparole.it) i cui testi rappresentano un esempio di semplificazione linguistica e dimostrano che si possono trattare argomenti anche complessi con un linguaggio semplice. Nella pratica scolastica però è molto difficile reperire testi facilitati perché, se si ricorre ai libri del ciclo scolastico inferiore, che presentano un linguaggio più semplice, si ha però lo svantaggio di un contenuto troppo elementare. È necessario creare testi adatti agli alunni sordi, che siano efficaci anche per gli udenti.

Il libro d'inglese *Talking Hands* di Carla Battista e Valentina Bettini per il biennio delle superiori è un esempio concreto di come dovrebbero essere strutturati i testi per gli allievi sordi. Il volume è un corso graduato di Inglese per il biennio della scuola superiore, in cui l'uso di immagini, disegni, lingua dei segni è sistematico. La particolarità del volume è anche data dalla videocassetta allegata, con sottotitoli in inglese e dialoghi in lingua dei segni. Peccato che questo volume non abbia aperto la strada a un nuovo filone editoriale.

Nella produzione scritta avviene spesso un comportamento analogo a quello che noi udenti mettiamo in atto quando dobbiamo esprimerci per iscritto in una lingua che padroneggiamo poco. Cominciamo con il proposito di scrivere un testo articolato, ricco nel contenuto e scorrevole nella forma, ma poi finiamo con il ridurre e semplificare il nostro elaborato di fronte alle difficoltà morfosintattiche e lessicali dovute a una scarsa conoscenza di quella lingua. Infatti le esperienze condotte con alunni bilingui hanno dimostrato che molte volte esiste un grande divario tra il racconto in LIS e la sua trasposizione in Italiano scritto, durante la quale viene persa gran parte della ricchezza del contenuto.

Il possesso di una buona competenza linguistica è dunque il requisito indispensabile per avere un curriculum scolastico soddisfacente, soprattutto nella scuola media superiore. L'Italiano è infatti in qualche modo una materia trasversale perché all'alunno vengono richieste, in tutte le discipline, le abilità di cui abbiamo finora parlato, che rappresentano gli obiettivi cognitivi trasversali della programmazione didattica del consiglio di classe.

Che cosa può fare l'insegnante?

Per prima cosa deve cercare di rafforzare le strutture morfosintattiche ogni volta che se ne presenta l'occasione, per esempio durante una lettura o la correzione di uno scritto. Si tratta di aprire una parentesi, esplicitando chiaramente la regola perché il bambino sordo ne ha bisogno. Infatti, mentre un udente non direbbe mai "io uscio" perché glielo impedirebbe subito la sua memoria acustica, l'alunno sordo, per non sbagliare, deve aver appreso dal logopedista o dall'insegnante che il verbo uscire fa eccezione. Il problema maggiore è quello di riuscire a dare le regole nell'ambito di contesti comunicativi reali e non in maniera avulsa, facendo fare all'allievo ripetuti esercizi di grammatica di cui poco resterebbe. La stessa cosa va fatta per il lessico, affrontando, anche qui ogni volta che se ne presenta l'occasione, i diversi significati che le parole o le espressioni linguistiche possono assumere.

Ma il lavoro più difficile resta quello sulle inferenze, sulle quali la scuola in genere lavora poco. L'abilità dell'insegnante sta nel dare al bambino alcuni suggerimenti, ma non troppi, durante i suoi tentativi di intuire il significato del vocabolo sconosciuto affinché un po' alla volta egli possa abituarsi a fare da solo le inferenze.

Il secondo punto riguarda le interrogazioni. È bene mettere subito in evidenza che le difficoltà dei sordi sono complesse, non solo per quanto abbiamo detto rispetto alla lettura e comprensione del testo, ma perché dobbiamo anche tener conto che il bambino, oltre a riorganizzare e ripetere in modo logico e conseguenziale quanto ha studiato (come fanno gli udenti) deve esercitare un forte autocontrollo sugli aspetti morfosintattici, ricordandosi di mettere l'articolo davanti al nome, di non ripetere il soggetto ma di usare il pronome, di fare attenzione alla concordanza tra i vari elementi della frase, di non dimenticare le preposizioni ecc.

Allora l'insegnante prevederà come prove di verifica non solo le interrogazioni, ma anche i questionari scritti, meglio se a scelta multipla o vero/falso, in cui le domande siano attentamente formulate in un Italiano semplice e chiaro. In altri termini, terrà separati i due momenti: quello della valutazione della competenza linguistica da quello della verifica dell'apprendimento delle conoscenze, facendo in modo che, in quest'ultimo caso, l'Italiano non rappresenti un ostacolo: se il bambino sbaglia risposta, dobbiamo essere sicuri che l'ha sbagliata perché non sapeva rispondere e non perché non ha capito la domanda.

L'ultimo punto, come stimolare e migliorare la produzione scritta, è il più complesso; anche gli udenti incontrano grandi difficoltà in questa abilità, perché la nostra vita quotidiana ci offre sempre meno occasioni di scrivere. È importante quindi spiegare al bambino sordo che, per lui, la scrittura può rappresentare un'alternativa alla lettura labiale quando questa risulta difficile, in modo da dargli una forte motivazione nell'affrontare un compito che è senz'altro arduo.

Un aiuto viene da internet perché anche le persone sorde amano le chat e queste possono diventare uno stimolo a migliorare l'Italiano.

L'insegnante seguirà gli stessi percorsi metodologici che utilizza con gli udenti, ma avrà l'accortezza di visualizzare sempre il suo intervento didattico con immagini che possono fare da supporto alla comprensione.

Possono essere d'aiuto anche le schede-guida alla composizione scritta, in modo che l'organizzazione del testo sia agevolata dalla conseguenzialità delle domande e l'insieme delle risposte dia forma alla composizione. Il docente prenderà spunto dalle difficoltà del bambino per arricchire il lessico e la morfosintassi, cercando al tempo stesso di valorizzare sempre i suoi interventi e di gratificarlo quando riesce a fare un compito.

6.2 Quale scuola vogliono i sordi?

Che cosa vogliono le persone sorde? Come pensano che debba essere la scuola per essere veramente a misura di persona sorda? Che cosa serve, secondo loro, perché l'integrazione sia reale?

Fino a qualche anno fa erano gli udenti a rispondere a queste domande, perché le persone sorde, anche quelle molto attive all'interno della comunità e delle associazioni, spesso preferivano delegare agli udenti il compito di portare avanti le loro istanze e ...gli udenti ragionavano da udenti!

Oggi le cose sono radicalmente cambiate, nella comunità dei sordi è avvenuta una vera e propria rivoluzione silenziosa e i sordi esprimono in prima persona le loro istanze, magari utilizzando un interprete di lingua dei segni, se è necessario.

In questa realtà profondamente mutata sono nate le proposte per la scuola e l'università elaborate dal Comitato nazionale della lingua dei segni[2] promosso dall'ENS nell'ambito del progetto EUD (Unione europea dei sordi) della Comunità europea, riprese e successivamente integrate dal Dipartimento SEU (Scuola Educazione Università) dell'Ente nazionale sordomuti.

I punti presi in esame riguardano la scuola, nei suoi ordini e gradi, e in particolare:

- la formazione e l'utilizzazione di figure professionali udenti e sorde;
- la diffusione della LIS;
- l'organizzazione scolastica;
- l'apertura di uno sportello di informazione;
- la revisione dei corsi di specializzazione;
- il reclutamento degli insegnanti sordi.

[2] Il Comitato era composto da esperti sordi e udenti: Daniele Chiri (educatore sordo), Luisella Curtolo (Associazione delle famiglie "Vedo voci"), Maurizio Gnerre (Università di Cassino), Elena Radutzky (Mason Perkins Deafness Fund), Sandra Onofri (giornalista e madre di una ragazza sorda), Renato Pigliacampo (psicologo sordo), Serena Corazza e Franco Zatini (ENS), Virginia Volterra (Istituto di Psicologia del Cnr) e l'autrice.

La formazione e l'utilizzazione di figure professionali udenti e sorde

Attualmente nella scuola gli alunni sordi sono aiutati dagli insegnanti di sostegno, che non sempre sono preparati sul piano teorico e spesso non sanno comunicare in modo adeguato con i loro alunni. Qualcosa sta cambiando perché il Ministero della pubblica istruzione ha fatto partire alcuni corsi di alta qualificazione, all'interno dei quali c'è un pacchetto di ore di lingua dei segni. Questo però non basta. È necessario che:
– il Ministero della pubblica istruzione preveda, nell'ordinanza riguardante gli incarichi e supplenze dei docenti, una graduatoria a parte per gli insegnanti di sostegno che possono documentare di conoscere la LIS, avendo seguito un corso;
– venga previsto nei moduli della dichiarazione dell'organico, da parte delle scuole, la possibilità di richiedere espressamente un docente di sostegno segnante, se la scuola ha alunni sordi, che conoscono la LIS. Nel caso in cui la scuola richieda un docente segnante, si possa accedere direttamente alla graduatoria dei segnanti.

La diffusione della LIS

Nell'ambito di quanto già previsto dall'autonomia scolastica e in relazione ad alcune esperienze già avvenute in tal senso, si suggerisce alle scuole di attivare corsi di Lingua dei segni italiana sia come materia curricolare sia in corsi extrascolastici pomeridiani, a cominciare dalla scuola materna. La lingua dei segni potrà essere insegnata da una persona sorda che ha i requisiti necessari (v. Capirci O., 1997; Rossini P., 1997).
Inoltre si ritiene necessario che le scuole con alunni sordi abbiano la possibilità di:

- organizzare l'aggiornamento, per i docenti, mediante corsi di LIS e corsi di approfondimento per i sordi.
- Avviare all'inizio dell'anno scolastico, corsi di base per il personale di segreteria e i bidelli sulle strategie comunicative da mettere in pratica con le persone sorde.

Il Dipartimento di FALICS (Formazione e Aggiornamento della Lingua e della Cultura dei Sordi) dell'ENS ha dato ai corsi di lingua dei segni, che già da tempo sono attivati sul territorio nazionale, unitarietà di obiettivi, metodologia e risultati ed è disponibile a fornire la propria consulenza. Il metodo di insegnamento della LIS è il metodo VISTA pubblicato nella versione italiana dal Gruppo SILIS e dalla Mason Perkins Deafness Fund.

L'organizzazione scolastica

a) Scuole di riferimento - unità operative

La situazione attuale mostra che nella scuola c'è un grande spreco di risorse umane e finanziarie e una grave perdita del patrimonio esperienziale dovuto al fatto che i sordi, nelle città, si disperdono iscrivendosi in scuole diverse.

Quando in una scuola arriva per la prima volta un alunno sordo, i docenti (curricolari e di sostegno) si danno da fare per aggiornarsi sulle problematiche della sordità, per trovare strategie didattiche vincenti, per far acquistare alla scuola computer, videoregistratore, programmi e video particolarmente adatti. Quando finalmente cominciano ad avere le idee chiare, il sordo se ne va perché ha finito il ciclo e, magari, un altro sordo inizia in un'altra scuola dello stesso quartiere, dove nessuno sa nulla di sordi. Si ritiene opportuno che il Ministero inviti i CSA (ex – Provveditorati) a individuare a livello di Distretto alcune scuole, considerate *scuole di riferimento* (che abbiano già avuto esperienza con i sordi) dove indirizzare i sordi, concentrando così le energie umane e le risorse finanziarie.

b) Inserimento di più sordi nella stessa classe

Si ritiene positivo che le scuole con alcuni alunni sordi ne inseriscano più di uno nella stessa classe (quando il livello di preparazione dei ragazzi sordi non è troppo disomogeneo); resta inteso però che ogni alunno avrà un docente di sostegno. Numerose esperienze condotte soprattutto nella scuola superiore di 2° grado, dove a causa di forza maggiore sono stati messi anche 3/4 sordi in una stessa classe, hanno dimostrato che:
- c'è un minore isolamento da parte del ragazzo sordo;
- il monte-orario di sostegno aumenta e quindi si riesce non solo a coprire tutte le ore di lezione, ma anche a creare laboratori pomeridiani di approfondimento solo per i sordi;
- l'interazione tra i ragazzi sordi stimola l'apprendimento.

- **L'apertura di uno sportello di informazioni e coordinamento**

Fino ad alcuni anni fa, si chiedeva l'attivazione di uno sportello che aiutasse le scuole a rispondere in modo adeguato alle esigenze degli alunni sordi e avesse funzioni di coordinamento. Oggi tale esigenza è diventata realtà, grazie allo Sportello di informazione e consulenza sulla sordità che opera dal 2003 presso l'Istituto Statale per Sordi di Roma (v. fatti e opinioni).

- **Revisione dei corsi di specializzazione per insegnanti di sostegno**

Per quanto riguarda il passaggio all'università della gestione dei corsi di formazione degli insegnanti di sostegno alle classi in presenza di alunni in situazione di handicap (DPR del 31/1976, nn. 470 e 471; l. 662/96 art.1) si auspicava che i programmi tenessero conto dei due aspetti con cui il docente di sostegno deve misurarsi nella realtà scolastica: la comunicazione e la didattica specializzata.

Si ritiene indispensabile infatti che gli insegnanti di sostegno conoscano anche la lingua dei segni perché, fatta salva la scelta della famiglia, sia possibile utilizzarla come modalità comunicativa in classe quando l'alunno sordo è segnante. Purtroppo la realtà dei corsi universitari è in gran parte deludente. Le università avrebbero dovuto chiamare a insegnare esperti di didattica, per evitare di dare a questi corsi un'impronta troppo clinica e poco metodologica, e i sordi, attraverso le loro associazioni, avrebbero dovuto essere rappresentati ampiamente nei gruppi di lavori per la formazione di tali curricoli, cosa purtroppo non avvenuta finora.

Fatti e opinioni
L'attività dello Sportello di informazione e consulenza sulla sordità

Benedetta Marziale, Simonetta Maragna*

Per moltissimi anni nell'ambito della sordità, gli "addetti ai lavori" hanno sottolineato la mancanza di un centro di consulenza dove:

- le famiglie potessero trovare un'informazione qualificata e un aiuto nelle scelte da effettuare per i propri figli sordi (dalla logopedia alla scuola fino all'inserimento nel mondo del lavoro);
- gli operatori scolastici (docenti curricolari, insegnanti di sostegno, assistenti alla comunicazione sordi e udenti) potessero avere un colloquio con un esperto che li supportasse nel loro lavoro;

* Liberamente tratto dall'articolo "L'attività dello Sportello di informazione e consulenza sulla sordità: tre anni di bilancio" di Benedetta Marziale Coordinatrice dello Sportello di informazioni e consulenza sulla sordità e Simonetta Maragna Presidente dell'Istituto statale per sordi di Roma (ISSR), in La Voce Silenziosa, nn. 30-31 Grafiche Freddo Editore Poirino (Torino), 2006.

- le persone sorde potessero avere informazioni e/o usufruire di counseling mirato alle loro problematiche;
- gli Enti di formazione, i Centri di riabilitazione, gli Assessorati potessero ricevere consulenza nell'organizzazione di un corso inerente alla sordità.

Tutto questo si è realizzato grazie alla disponibilità dell'Assessore alle Politiche Sociali e per la Famiglia della Provincia di Roma Claudio Cecchini che nel 2003 ha iniziato a finanziare lo Sportello di informazione e consulenza sulla sordità, aperto presso l'Istituto Statale dei Sordi di Roma (ISSR).

Si tratta di una iniziativa, a quanto ci risulta unica in Italia nella sua organizzazione.

Lo Sportello è nato per rispondere alle esigenze degli utenti di Roma e provincia, ma nella realtà una fetta considerevole di richieste oltre il 28% proviene da altre province e regioni e, in alcuni casi, addirittura da Paesi stranieri. La scelta è stata quella di rispondere a tutti gli utenti, indipendentemente dalla dislocazione territoriale, tenuto conto del fatto che, in Italia, non esistono Centri con queste caratteristiche.

Le **richieste di informazioni**, rilasciate direttamente dall'operatore per telefono o via e-mail, toccano gli ambiti più svariati come:
- l'individuazione dei Centri logopedici e riabilitativi che offrono terapie convenzionate;
- il servizio degli assistenti alla comunicazione previsto dal legislatore con la Legge quadro sull'handicap n. 104/1992;
- i corsi di lingua dei segni
- indicazioni bibliografiche rispetto alle tematiche del linguaggio e della sordità
- il servizio di interpretariato
- le provvidenze economiche e le agevolazioni fiscali previste dall'ordinamento (quali ad es.: l'indennità di comunicazione; la pensione non reversibile, prima denominata l'assegno mensile di assistenza, l'indennità di accompagnamento, l'esonero dal pagamento del canone Telecom per i sordi che utilizzano il DTS, l'esenzione del pagamento del bollo auto, le agevolazioni sull'IVA e molte altre ancora).

Le **consulenze**, invece, sono fornite da esperti qualificati, individuati in accordo con l'Istituto di Scienze e Tecnologie della Cognizione del CNR, e riguardano, prevalentemente, tre ambiti ben precisi:
- **logopedico**: ad esempio osservazioni linguistico-comunicative; colloqui di supporto e orientamento alle famiglie per quanto concerne la scelta del metodo educativo-logopedico più adeguato.

La grande richiesta di questo tipo di consulenze, ci permette di fare una riflessione da un lato, sulla carenza del servizio logopedico nell'ambito delle ASL romane, pochissime delle quali, infatti, prendono in carico bambini sordi, ritenuti pazienti anti-economici; dall'altro, sul panorama dei Centri convenzionati che, sebbene stanziati in buon numero nella capitale, presentano liste di attesa di 1 o 2 anni.

- **psicologico**: counseling alle famiglie con figli sordi, ma anche agli assistenti alla comunicazione e ai docenti nel loro lavoro, agli adolescenti e agli adulti sordi.
  Anche in questo ambito, gli esperti dello Sportello sopperiscono alla problematica individuazione dei Centri di Igiene Mentale (CIM) e dei Servizi Materno Infantili che possano accogliere bambini e adulti sordi con problemi psicologici o psichiatrici.
- **educativo-didattico**: come le consulenze per l'organizzazione di corsi formativi rivolti ad operatori del settore (assistenti alla comunicazione, docenti di sostegno, ecc.), o per la stesura della programmazione didattica o di progetti educativo-didattici con riferimento ad alunni sordi con particolari problematiche (stranieri, rom, bambini con mancata rieducazione al linguaggio, ecc).

Con riferimento alla tipologia del richiedente si può notare in via generale che:

- quando il richiedente è una persona udente, questi, nella maggior parte dei casi, contatta lo Sportello a favore di una persona sorda minorenne; così, ad esempio, un genitore per il proprio figlio, una logopedista per un paziente, un docente per un alunno, ecc.
- quando la persona interessata è invece una persona sorda adulta, questa, molto spesso preferisce nel primo contatto, rivolgersi ai nostri uffici tramite l'intervento di un intermediario.

Va ricordata, infine, una percentuale non trascurabile di fruitori udenti del servizio pari al 45% degli utenti; a questo proposito si pensi agli studenti universitari in cerca di materiale bibliografico, alle persone interessate ai corsi di lingua dei segni, ai seminari di approfondimento sulle problematiche del linguaggio e della sordità o ai corsi di formazione e ai workshop promossi dagli enti, istituti e associazioni che operano nel campo della disabilità sensoriale.

Lo Sportello di informazioni e consulenza sulla sordità è aperto il lunedì e il mercoledì dalle ore 9 alle ore 13 e il giovedì dalle ore 12 alle ore 17. I recapiti dello Sportello sono i seguenti: tel. diretto 06 - 44 24 01 94; fax 06 - 44 24 06 38 - e-mail infosportello@istitutosordiroma.it

Per saperne di più

AA. VV., *Metodi di valutazione scolastica*, Università di Roma "La Sapienza", Dipartimento di Scienze dell'Educazione, Corso di perfezionamento, Anno 1986-87, Giunti e Lisciani, Teramo, 1987

Anselmo G., "Il sordo adulto modello per i bambini sordi", 2005 in M. Domini, M. e M. Di Silvio (a cura di), *Atti Convegno Il sordo nella scuola ordinaria. Problemi e prospettive nella sua educazione e istruzione*. Milano, 26 Ottobre 2002 Sezione Provinciale ENS di Milano, pp. 43-50

Bagnara C., "Qual è l'obiettivo dell'educatore sordo", in C. Bagnara, Chiappini, P., M.P. Conte e M. Ott (a cura di), *Viaggio nella città invisibile. Atti del 2° Convegno nazionale sulla Lingua Italiana dei Segni*. Genova, 25-27 settembre 1998. Edizioni del Cerro, Tirrenia (Pisa), 2000, pp. 201-207

Bettini v. e Battista C., *Talking hands. A Basic English Course for Deaf and Hard-of-hearing Learnes*, Zanichelli, Bologna, 1999

Bigi A. e Carlesi E., "Profilo professionale dell'assistente alla comunicazione scolastica: formazione ed aspetti fondamentali della sua professionalità. Problematiche attinenti questa figura", in C. Bagnara, Chiappini, P., M.P. Conte e M. Ott (a cura di), *Viaggio nella città invisibile. Atti del 2° Convegno nazionale sulla Lingua Italiana dei Segni*. Genova, 25-27 settembre 1998. Edizioni del Cerro, Tirrenia (Pisa), 2000, pp. 208-217

Bloom B. S., *Tassonomia degli obiettivi educativi*, Giunti e Lisciani, Teramo, 1983

Cantagalli C., "La storia dell'educazione dei sordi tra metodo orale e metodo segnino". *L'Educazione dei Sordi*, 1, 2002, pp. 19-28

Carli F., *Esperienze di bilinguismo con bambini e ragazzi sordi nella scuola*, Seminario organizzato dall'Istituto di psicologia del CNR, I.P. del CNR, Roma

Di Rienzo L. e Rosci E., *Nuovi itinerari didattici*, vol. 1, Marino Fabbri, Roma, 1988

Dolza E., *L'assistente alla comunicazione* in "La Voce Silenziosa", n. 22, an. VII, 2003, pp 5-11

Fabbretti D., "L'italiano scritto dai sordi: un'indagine sulle abilità di scrittura dei sordi adulti segnanti nativi", *Rassegna di Psicologia*, vol. xviii, n° 1, 2000, pp. 73-93

GLIP Provveditorato agli Studi di Roma, *L'integrazione scolastica dell'alunno disabile. Raffronto 1996/97-1998/99*, Provveditorato agli Studi, Roma, 1999a

GLIP Provveditorato agli Studi di Roma, *L'integrazione scolastica dell'alunno H. Rapporto sulla scuola elementare*, Provveditorato agli Studi, Roma, 1999b

Gruppo SILIS, Mason Perkins Deafness Fund. *Metodo VISTA per l'insegnamento della lingua dei segni italiana. Primo livello.* Volume per gli insegnanti (con DVD). Edizioni Kappa, Roma,1997

Gruppo SILIS, Mason Perkins Deafness Fund. *Metodo VISTA per l'insegnamento della lingua dei segni italiana. Primo livello.* Quaderno degli esercizi per gli studenti (con DVD). Edizioni Kappa, Roma,1998

Johnson R. E., Liddell J. K. ed Erting C. J., *Educazione degli studenti sordi. Principi per facilitare l'accesso ai programmi di studio* 1989, Anicia, Roma, 1991

Lamberti M., Sciutto C. e Zenoglio E., Il servizio di assistenza alla comunicazione: l'esperienza nelle scuole genovesi, 2000, in C. Bagnara, Chiappini, P., M.P. Conte e M. Ott (a cura di), *Viaggio nella città invisibile. Atti del 2° Convegno nazionale sulla Lingua Italiana dei Segni.* Genova, 25-27 settembre 1998, Edizioni del Cerro, Pisa, pp. 222-225

Lombardo Radice L., *La matematica da Pitagora a Newton*, Editori Riuniti, Roma, 1971

Lucioli T. e Vasta R., "Gli assistenti alla comunicazione: competenze professionali e ruolo nella classe", in S. Maragna, B. Marziale e F. Zatini (a cura di), *Atti. Giornata di studio con i Direttori Generali Regionali del M.I.U.R.*, 23 e 24 gennaio 2002, pp. 105-107

Maragliano R. e Vertecchi B., *La programmazione didattica*, Editori Riuniti, Roma, 1977

Maragna S., *Una scuola oltre le parole. Educare il bambino sordo alla lingua parlata e scritta.* Franco Angeli, Milano, 2003

Maragna S., D'Amico S., Alleva A., Striano N. "Il ragazzo sordo nella scuola superiore di 2° grado", *L'educazione dei sordi*, 1, 1997, pp. 7-29

Marschark M. ,"Educare gli studenti sordi: dalla ricerca alla classe", in: *Atti del Convegno "L'educazione superiore dei sordi" Scuola secondaria e*

Università. Brescia 19/20 febbraio 2000, Università degli Studi di Brescia. Facoltà di Ingegneria Pio Istituto Pavoni, Brescia pp. 55-65

Menegoi Buzzi Donato I., (a cura di) *L'integrazione possibile, una ricerca sull'inserimento dei disabili sensoriali*, I.R.R.S.A.E. Lombardia, Milano, 1991

Orsolini M., Caselli M. C., Pace C. e Massoni P., "Capire le storie senza poterle sentire", *Italiano & Oltre*, 7, 1992, pp. 173-179

Pesci G., *Dalla diagnosi funzionale al piano educativo individualizzato*, Bulzoni, Roma, 1989

Perrotta E., "L'assistente alla comunicazione per alunni sordi. Attività. Ruolo e competenze". *La voce silenziosa dell'Istituto dei Sordomuti di Torino*, n° 22, anno VII, 2003, pp. 43-53

Pontecorvo C., e Fabbretti D. "Apprendere un sistema di scrittura, apprendere una lingua scritta", in Pontecorvo C. (a cura di), *Manuale di psicologia dell'educazione*, pp. 173-194, Il Mulino, Bologna, 1999

Porcari Li Destri G. (a cura di), *Bibliografia e note informative dei materiali per la scuola*, Ente Nazionale Sordomuti Centro Documentazione V. Ieralla, Roma, 1999

Rossini A., "Insegnante di sostegno-interprete-adulto sordo. Tre figure professionali nella scuola". 2000, in C. Bagnara, Chiappini P., M.P. Conte e M. Ott (a cura di), *Viaggio nella città invisibile. Atti del 2° Convegno nazionale sulla Lingua Italiana dei Segni*. Genova, 25-27 settembre 1998. Edizioni del Cerro, Pisa, pp. 218-221

Rossini P. e Vasta R., L'assistente alla comunicazione (L.104/92): l'esperienza del laboratorio linguistico, in Bisacchi, V., Forte L. C. e Maragna, S. (a cura di), *Sordità, Tecnologie e Lingua dei Segni. Nuovi prodotti multimediali per bambini e adulti sordi*. ISSR, Roma, 2003, pp. 35-51

Ripamonti I., *Storie ad incastro*, Edizioni Nuovo Librogioco, distribuzione Mursia, Milano, 1991

Sansoni M, e Gaggiotti M., "Lingua dei Segni nella scuola media inferiore: racconto di un'esperienza", 2000, in C. Bagnara, Chiappini, P., M.P. Conte e M. Ott (a cura di), *Viaggio nella città invisibile. Atti del 2° Convegno nazionale sulla Lingua Italiana dei Segni*. Genova, 25-27 settembre 1998, Edizioni del Cerro, Tirrenia (Pisa), pp. 272-279

Socci C., *I bambini sordi nella scuola dell'infanzia: il ruolo dell'insegnante di sostegno. Indagine nelle scuole romane,* corso di laurea in Educatore professionale, facoltà di Scienze della formazione, Università degli studi Roma Tre, 2005-2006

Vasta R., "L'assistente alla comunicazione entra nelle scuole. Riflessioni su un'esperienza personale". *La voce silenziosa dell'Istituto dei Sordomuti di Torino*, n° 22, anno VII, 2003, pp. 55-60

Volterra V., "Istruzioni superiore e ricercatori sordi. Esperienze di un ventennio", in *Atti del Convegno "L'educazione superiore dei sordi" Scuola secondaria e Università.* Brescia 19/20 febbraio 2000, Università degli Studi di Brescia. Facoltà di Ingegneria, Pio Istituto Pavoni Brescia, pp. 21-26

7
Guardando al proprio futuro

7.1 Università: una strada in salita

I numeri parlano chiaro, senza possibilità di dubbi o incertezze: le persone sorde incontrano enormi difficoltà ad accedere ai gradi più elevati dell'istruzione. In tutta Italia sono pochi gli universitari sordi e pochissimi i sordi laureati.

Questo indica con crudo realismo che fino a oggi è stato fatto poco e male per abbattere le barriere comunicative. L'università sembra riproporre e amplificare le problematiche che l'alunno sordo ha già incontrato nella scuola superiore:

- aule superaffollate, in cui non è facile trovare un posto in prima fila (solo pochissimi atenei riservano i posti agli studenti sordi), con un vocio di sottofondo che rende quasi inutilizzabili le protesi o addirittura lezioni nei cinema, in cui la distanza è nemica acerrima della lettura labiale;
- compagni che cambiano in continuazione, perché non tutti seguono le stesse lezioni, ed è quindi più difficile stabilire rapporti interpersonali e abituarsi al movimento delle loro labbra;
- docenti che non vengono informati da nessuno che nel loro corso c'è anche uno studente sordo, per cui spengono del tutto le luci mentre proiettano le diapositive; continuano a spiegare mentre sono girati a scrivere alla lavagna; non attivano alcuna strategia per facilitare la comunicazione né durante le lezioni né durante gli esami, fino a situazioni paradossali, ma realmente accadute, in cui il professore ha accusato l'interprete di aiutare lo studente durante la prova orale oppure, ancora peggio, ha redarguito l'allievo perché lo fissava intensamente senza distogliere mai lo sguardo, non rendendosi minimamente conto che lo studente cercava solo di leggere

dalle labbra. È anche avvenuto che l'insegnante se la prendesse con lo studente sordo perché, secondo lui, gli altri allievi si distraevano guardando con curiosità l'interprete. Situazioni umilianti, episodi incresciosi dovuti più all'ignoranza che all'intolleranza o al pregiudizio, ma che sono bocconi amari per la persona sorda;

- sussidi, strumenti, figure professionali (interprete di LIS, ripetitore labiale, *tutor* ecc.) previste dalla legge 104/92 e dalle successive integrazioni, che le università dovrebbero mettere a disposizione, ma non lo fanno con la giustificazione che non hanno fondi.

L'autonomia delle università ha fortemente attenuato il potere centrale del Ministero che può *raccomandare*, *sollecitare*, ma non *imporre*. Così è avvenuto e ancora avviene che in alcuni atenei non venga offerto alcun aiuto agli studenti sordi fino a quando l'Ente nazionale sordomuti non sporge denuncia o qualche politico non viene sensibilizzato a presentare un'interrogazione parlamentare: una situazione indegna di un paese civile!

In questo panorama desolante ci sono però almeno tre eccezioni: La Sapienza di Roma e l'ateneo di Padova, che fin dal 1992 hanno mostrato attenzione e sensibilità verso le problematiche dei sordi e Roma Tre che ha attivato nel 2005/06 un Laboratorio di studio e di ricerca per studenti sordi grazie alla collaborazione tra la cattedra di Pedagogia speciale della Prof.ssa Bruna Grasselli, il Sevizio di Tutorato per studenti disabili coordinato dalla Prof.ssa Nadia Murgioni e l'Istituto Statale per Sordi di Roma.

Molto è stato fatto, ma ancora tanto si può fare, rimangono infatti alcune problematiche irrisolte:

- difficoltà oggettive, ma anche soggettive degli studenti;
- rapporto tra competenza linguistica e curricolo universitario;
- formazione degli interpreti;
- sussidi tecnologici.

È apparso con chiarezza infatti che accanto a difficoltà comunicative oggettive nei rapporti con i docenti e i compagni, esistono anche una serie di problematiche individuali collegate a una cattiva valutazione della realtà e al desiderio di fare da soli, di non sottolineare la propria diversità. Non è un caso che in alcuni atenei gli studenti sordi siano più di quelli dichiarati, ci sono cioè alcuni ragazzi che preferiscono non chiedere alcun aiuto, come racconta L., studentessa di Psicologia.

"Qualcuno mi aveva detto che c'era la possibilità di chiedere un interprete che mi aiutasse a seguire le lezioni, ma ho rifiutato perché ero convinta che sarei riuscita a farcela da sola, come ai tempi della scuola; inoltre a quel tempo mi vergognavo di mostrare apertamente agli altri che ero sorda. Avendo avuto un'educazione oralista, mi sembrava assurdo chiedere un interprete se ero capace di comunicare con gli udenti...

Siccome mi sono organizzata male, ho iniziato a frequentare le lezioni quando erano cominciate già da alcuni giorni, e la prima lezione è stata un trauma per me. L'aula era talmente piena che non sono riuscita a occupare un posto in prima fila, stavamo tutti ammucchiati uno sull'altro senza un filo d'aria, la professoressa si è messa a spiegare col microfono incollato alla bocca, camminando su e giù e girandosi per scrivere alla lavagna cose che non comprendevo per niente. Io, piuttosto che manifestare i miei problemi e chiedere aiuto, ho abbandonato tutte le lezioni tranne quelle di una materia perché il professore si capiva molto bene, e ho deciso di sostenere il primo esame proprio con lui.

Ero convinta che quel giorno sarebbe andato tutto bene, invece è successo l'esatto contrario. Essendo arrivata tardi nell'aula strapiena, ho atteso per 7 ore che arrivasse il mio turno; quando il professore ha iniziato a interrogarmi, io non lo capivo e gli chiedevo di ripetermi la domanda senza spiegargli che sono sorda. Così lui avrà pensato che fossi ritardata mentale... Inoltre quando ho iniziato a rispondere era lui a non capire me! Alla fine ho preso 21 ma ho capito che, piuttosto che uscire allo scoperto e chiedere aiuto, mi ero rovinata il primo semestre.

Finalmente ho deciso di chiedere un interprete per le lezioni del secondo semestre: però, siccome non conoscevo i segni, lo volevo come ripetitore labiale. L'ho ottenuto, e da allora le cose sono andate meglio: avevo problemi solo durante le traduzioni orali perché dopo un'oretta di labiolettura mi addormentavo... Dopo qualche mese il mio ragazzo mi ha suggerito di provare un interprete segnante, così avrei imparato i segni e mi sarei annoiata di meno: ho seguito il suo consiglio e ho scoperto che aveva ragione.

Da allora in poi ho rifiutato la ripetizione labiale e mi sono fatta dare gli appunti dai miei compagni, con i quali nel frattempo avevo fatto un po' amicizia. Anche per gli esami non ho più avuto problemi, grazie al fatto che delegavo all'interprete il compito di contattare e informare i professori e affrontavo i colloqui con più tranquillità. Nei casi in cui l'interprete non era disponibile per certi esami, ci andavo da sola e chiarivo subito con i docenti che sono sorda: quasi tutti sono stati comprensivi e attenti alle mie esigenze.

Ora sono arrivata sana e salva al quinto anno, mi mancano ancora 8 esami ma ho smesso di frequentare perché ho trovato un lavoro; studio a casa e vado in facoltà solo per fare gli esami. Prevedo di laurearmi tra due anni o più, ma non m'importa: anche gli udenti ci mettono tanto per laurearsi!

Insomma, la vita all'università non è facile, ma si può sopravvivere...

Se incontrassi qualche sordo che vuole iscriversi all'università, gli darei questi consigli:

- Andare all'Ufficio disabili e chiedere un interprete prima che inizi l'anno accademico, in modo da avere un aiuto già dal primo giorno di lezioni.
- Fin dalla prima lezione andare dal docente a presentarsi ed esporgli il problema: così il giorno dell'esame si ricorderà di lui e sarà più comprensivo.
- Cercare subito di fare amicizia con i compagni che gli forniranno gli appunti, le informazioni utili e magari, se arrivano in aula prima di lui, gli riserveranno anche un posto a sedere!
- Non arrivare mai in ritardo agli esami orali, perché se è assistito dall'interprete ha il diritto di essere chiamato per primo.
- Andare all'ADISU (Azienda per il diritto allo studio universitario) a informarsi sulle borse di studio e le agevolazioni per i disabili (per esempio si può chiedere che un obiettore di coscienza venga a prendere appunti per un certo numero di ore).

Ci sarebbero tante altre cose da dire, ma queste mi sembrano le più importanti. Io spero che si iscrivano all'università tanti altri sordi perché, anche se affronteranno molte difficoltà, alla fine la laurea sarà un'enorme soddisfazione e una dimostrazione del fatto che i sordi valgono come gli udenti."

Un punto cruciale dell'integrazione è anche rappresentato dalla preparazione culturale con cui lo studente affronta il percorso universitario, che nel caso dei sordi riguarda prima di tutto la loro competenza linguistica. Molti giovani arrivano all'università con un livello linguistico non sufficiente, mentre poi si devono misurare con testi che dovrebbero essere più chiari e comprensibili, perché, come ha affermato Emanuela Piemontese: "chiedere di avere testi (informativi, formativi, normativi, regolativi ecc.) più leggibili e comprensibili per tutti non significa diminuire né i contenuti, né i produttori e ancor meno i destinatari dei testi".[1] Alcune università, inoltre, hanno realizzato progetti di supporto alle attività di scrittura ad iniziare dal corso di scrittura, pensato e strutturato appositamente per gli studenti sordi, condotto da Daniela Faretti e Giulia Porcari Li Destri nel 1997/98 a La Sapienza Dipartimento di psicologia dei processi di sviluppo e socializzazione.

Un altro aspetto riguarda i servizi che l'università mette a disposizione, in cui giocano un ruolo fondamentale la sensibilità, la disponibilità e la capacità comunicativa degli impiegati dell'Ufficio disabili, come è emerso positivamente dalle relazioni degli studenti.

---

[1] Tratto dalla relazione *I testi di facile lettura. Un optional o una necessità*? Presentata nel Convegno *Gli studenti sordi all'università La Sapienza di Roma*, 21 maggio 1999.

Esistono fin dal 1998 una serie di proposte per migliorare l'integrazione universitaria, esse riguardano:

- l'insegnamento della LIS, la formazione e il reclutamento degli interpreti;
- le tecnologie di supporto;
- le figure del lettore, del *tutor* e del prendi-appunti.

• L'insegnamento della LIS, la formazione e il reclutamento degli interpreti

È stato ottenuto un primo successo con l'inserimento della LIS tra le materie universitarie, nella rideterminazione dei settori scientifico-disciplinari: settore L09A Glottologia e Linguistica e settore L09H Glottodidattica (DM del 23/6/97 del MURST pubblicato sulla GU del 29/7/97 n. 175 suppl. ord.) tenendo presente che le tabelle universitarie sono in fase di revisione. Dall'anno accademico 1998/99 la LIS è stata inserita tra le materie della Scuola superiore per interpreti e traduttori della facoltà di Lingue moderne di Trieste.

Attualmente la normativa prevede che lo studente possa richiedere l'interprete di lingua dei segni o il ripetitore labiale, termine improprio con cui si designa la persona che ripete, scandendo bene le parole e quindi in modo più chiaro e in posizione più vicina, quello che dice il docente. Quello che da più parti si chiede è che vengano individuate modalità chiare per reclutare gli interpreti di lingua dei segni, onde evitare situazioni poco corrette con interpreti universitari che sono anche insegnanti di sostegno (per il facsimile della domanda v. p. 109) e che venga valutata da docenti sordi di LIS la competenza in segni.

Da tempo inoltre in alcuni atenei è entrata a vario titolo la LIS, a cominciare dal corso "storico" voluto dagli studenti del Dipartimento Demoetnoantropologico e Discipline musicali della facoltà di Lettere a La Sapienza di Roma fino a quelli attivati dal prof. Tullio De Mauro sempre all'Università La Sapienza di Roma, oltre ai corsi di LIS che si svolgono a Roma Tre nella facoltà di Scienze della Formazione; a Ca' Foscari a Venezia e a Pisa nella Facoltà di Lingue e Letteratura straniere; e ai vari corsi a Milano Bicocca all'interno della laurea specialistica in Psicologia clinica e neuropsicologica. Tra i master ricordiamo quello della Facoltà di Lettere di Palermo e quello dell'Università Suor Orsola Benincasa di Napoli e in fase di approvazione quelli presso la facoltà di Lingue e Lettere straniere di Bari e quello di "Le culture del corpo" presso l'Università di Napoli L'Orientale. Il lettore ci scuserà se ne abbiamo dimenticato qualcuno, ma l'offerta formativa sulla LIS è in continuo aumento.

Sarebbe necessario anche attivare:
- brevi corsi sulle strategie comunicative da mettere in pratica con le persone sorde, rivolti al personale di segreteria;
- corsi di lingua dei segni indirizzati ai docenti e agli studenti udenti (ampliamento di quanto già esiste);
- corsi di approfondimento della LIS per studenti sordi.

- **Le tecnologie di supporto**

L'art. 13 della l. 104/92 prevede che gli studenti sordi che lo desiderano possano avere mezzi tecnologici di supporto. Esistono infatti, alcuni programmi per il riconoscimento del parlato in modo che la persona sorda possa seguire sullo schermo di un computer la trascrizione di quanto dice il docente che parla a un microfono collegato con il computer.

L'altra possibilità è la sottotitolazione in diretta da utilizzare soprattutto durante lo svolgimento dei convegni: una stenotipista trascrive su un computer quello che i relatori dicono e in tempo reale i sottotitoli appaiono su un monitor e su un grande schermo.

- **Le figure di lettore, *tutor* e prendi-appunti**

Analogamente alla presenza del lettore di lingua straniera, si chiede che venga prevista la figura del lettore di lingua dei segni italiana, che deve essere una persona sorda segnante nativa.

La legge n. 17 del 28/1/99 prevede inoltre la figura del *tutor*, una persona che deve saper comunicare anche tramite la LIS e conoscere le problematiche dei sordi, ma anche possedere una buona conoscenza delle materie. Secondo la legge il *tutor* deve operare con un intervento individualizzato a superare l'esame; a Roma Tre tale servizio è attivo già da tempo.

Nell'ambito poi dei contratti part-time che l'università stipula con gli studenti per attività di collaborazione (per esempio la biblioteca), si chiede che vengano previsti contratti analoghi per studenti udenti che in questo modo possono garantire gli appunti delle lezioni.

7.2 L'inserimento nel lavoro

Il lavoro che non c'è: così potrebbe essere etichettato quest'ultimo periodo italiano. E se non c'è per gli udenti, c'è ancora meno per i sordi, nonostante la legge sul collocamento tenti di tutelarli.

La crisi occupazionale degli ultimi anni, il rapido mutamento del mercato del lavoro che ha reso obsoleti certi mestieri e richiestissimi altri, la mobili-

Fac-simile domanda per l'interprete all'Università.

Al Magnifico Rettore
Università degli Studi
di_______________

OGGETTO: domanda di immatricolazione.
Matricola n.__________
Facoltà____
Laurea/Diploma in______________________________________

Il sottoscritto____
nato a___________________________il_________________________
di cittadinanza________________codice fiscale________________
residente a______________________________________ Cap_______
via ____n.________
tel.____________________ fax___________________
domiciliato durante l'anno accademico_________________________
in possesso del diploma di maturità___________________________
conseguito nell'anno_____________ con voto____________________
presso l'Istituto____
via_______________________________Cap_____ Tel.____________

CHIEDE

di essere iscritto per l'anno accademico _________ presso questa l'Università al corso di laurea/diploma in_______________________
della facoltà di____
indirizzo di studio (se previsto)_____________________________
sottoindirizzo (se previsto)_________________________________
orientamento (se previsto)_________________________________

Il sottoscritto essendo affetto da sordomutismo/ipoacusia con percentuale di sordità____________________ a norma dell'art.13/d della legge 104/92

CHIEDE

l'assegnazione di un interprete che, come previsto dalla succitata legge, possa facilitargli la frequenza e l'apprendimento.
l'esonero o la riduzione delle tasse universitarie, se previsti da questa l'Università.

Allega alla presente domanda la documentazione prescritta (v. elenco documenti richiesto dall'Università), con aggiunta del certificato medico attestante la menomazione e disabilità uditiva.

Con osservanza.

Firma

tà e il tramonto del posto fisso hanno profondamente cambiato lo scenario occupazionale, ma i sordi cominciano solo ora ad adattarsi alle novità.

Da una parte esiste la paura del domani, legata all'incertezza di un lavoro autonomo, dall'altra le barriere comunicative che oggettivamente riducono l'area delle professioni, non per incapacità personale, ma per le difficoltà insite in lavori che portino a contatto con il pubblico. A tutto questo si aggiungono le problematiche collegate alla limitata competenza linguistica, che troppo spesso precludono a molti ragazzi (per fortuna non a tutti) l'accesso al liceo o all'università e quindi a certi sbocchi lavorativi.

Fino a qualche decennio fa, all'interno delle scuole speciali esistevano i laboratori dove i maestri d'arte insegnavano ai giovani sordi un mestiere; usciti dalla scuola diventavano prevalentemente tipografi, restauratori di libri e mobili, rilegatori, falegnami, carrozzieri. Tutte attività che richiedevano essenzialmente un'acuta osservazione e una buona manualità.

Le trasformazioni avvenute nella nostra società e la scelte politiche riguardanti in generale l'istruzione hanno fatto sparire questi laboratori, con l'obiettivo di offrire ai ragazzi sordi un ventaglio più ampio di lavori che non fossero solo i mestieri artigianali.

Nel frattempo, in un momento di benessere economico per l'Italia, la legge sul collocamento favoriva la possibilità di accedere agli impieghi pubblici, prevalentemente banche e ministeri, con la garanzia del posto fisso.

Questo meccanismo, inizialmente positivo perché sottintendeva una filosofia delle pari opportunità, ha avuto però nel tempo effetti perversi perché gran parte di questi giovani ha finito con l'essere sottoutilizzata, inserita in lavori generici senza avere reali possibilità di fare carriera a causa delle barriere comunicative, che spesso impediscono un efficace addestramento al lavoro e un aggiornamento professionale con la frequenza a corsi di riqualificazione.

Il risultato finale è stato negativo: generazioni di sordi che vivono il lavoro senza interesse, motivazione, entusiasmo. Come dargli torto?

La crisi degli anni Novanta ha reso la situazione ancora più difficile: il grande serbatoio dell'impiego pubblico assume sempre meno e i giovani sordi si affacciano al mercato del lavoro privato, e quindi altamente selettivo, con le armi spuntate. Molti di loro, spesso su suggerimento degli insegnanti, hanno frequentato gli istituti d'arte e i licei artistici con la convinzione, poi rivelatasi errata, che questi ordini di scuola fossero più facili perché implicavano abilità visive. Non solo la realtà si è poi palesata in modo differente perché il monte orario e le difficoltà delle materie teoriche hanno avuto un notevole peso, ma poi alla fine di tanta fatica questi studenti si sono ritrovati in mano un diploma poco spendibile in ambito lavorativo.

Alcuni di loro, sicuramente i più lungimiranti o forse solo i più fortunati ad aver avuto il consiglio giusto, si sono invece orientati verso l'informatica; alcune associazioni e molte sezioni dell'Ente nazionale sordomuti hanno attivato corsi specifici in questa area, tracciando la strada di un percorso di formazione professionale, che lo Stato dovrebbe prendere a modello.

Vogliamo in particolare citare i corsi tenuti dell'ASPHI (Associazione per lo Sviluppo di Progetti Informatici per le persone in situazioni di Handicap) di Bologna, riguardanti l'editoria da tavolo (*Desk Top Publishing*) o il disegno e la progettazione aiutati da computer (*Computer Aided Design*) e il corso di Alfabetizzazione informatica a distanza organizzato dall'Istituto Statale per Sordi di Roma in collaborazione con ASPHI e Anastasis, grazie ad un finanziamento della Regione Lazio.

I punti nodali della formazione professionale restano gli stessi della scuola: la comunicazione e la didattica specializzata. L'esperienza ha dimostrato che le difficoltà possono essere completamente superate se il formatore è in grado di comunicare in modo chiaro e soprattutto completo, anche utilizzando i segni o un interprete di LIS, e sa impostare la sua lezione con una metodologia il più possibile visiva. A tutt'oggi però le istituzioni ignorano queste esigenze e, se un ragazzo sordo vuole frequentare uno dei tanti corsi regionali, difficilmente trova sussidi, strumenti e interprete. Ci sono però alcune eccezioni che vanno sottolineate: i corsi organizzati da alcune sezioni dell'ENS, quelli tenuti dall'ASSORI di Foggia per educatore sordo (art. 13 legge 104/92) e docente di lingua dei segni e quelli dell'Associazione Progetto di Verona in ambito informatico.[2]

La recessione economica ha messo a nudo i limiti della legge sul collocamento: troppe aziende preferivano pagare multe irrisorie piuttosto che assumere un disabile e passeranno alcuni anni prima che il governo corra ai ripari, varando una nuova legge sul collocamento. Anni pagati a durissimo prezzo dai giovani sordi e pieni di disperazione per le loro famiglie che non sanno come fare per trovare un occupazione al figlio, che spesso è sull'orlo di un forte esaurimento nervoso, aggravato dall'isolamento sociale che la fine della scuola sembra spesso innescare.

La legge 68 sul collocamento (v. cap. 8.1) ha tentato di porre rimedio a questa situazione, ma non vi è riuscita.

[2] Sicuramente sarà stata dimenticata qualche altra associazione, e di questo mi scuso, ma sono state nominate solo quelle che conosco personalmente.

Le associazioni dei disabili sono scettiche sulla sua efficacia, perché la riserva dei posti di lavoro del 7% per i disabili viene ritenuta non solo esigua, ma di fatto già rispettata dalle aziende, con la conseguenza di non determinare un incremento delle assunzioni.

Al di là del posto di lavoro e della possibilità di svolgere un'attività gratificante, l'altro aspetto importante è l'approccio con l'ambiente lavorativo, inteso come rapporto con i colleghi.

"Lavoro nell'esattoria di una città del Sud, né troppo piccola né troppo grande. Nonostante io abbia una buona voce e una discreta lettura labiale, che mi consentono di relazionarmi con gli altri senza troppe difficoltà, mi sento un po' isolato nel mio ambiente di lavoro. Nella stanza ho con me altri tre colleghi; i rapporti sono cordiali, ma superficiali. Ultimamente mi sono accorto che, mentre sono occupato a scrivere, loro chiacchierano animatamente; non appena alzo lo sguardo, ammutoliscono oppure tendono a troncare il discorso. Forse perché non hanno voglia di modificare il ritmo della loro conversazione per permettere anche a me di partecipare. Forse s'innervosiscono perché ogni tanto chiedo di ripetere una frase. Forse si stancano perché chiedo spiegazioni su una battuta. Non so il motivo, ma ho capito che tra noi al di là dell'apparente cordialità e delle pacche sulle spalle, ci sarà sempre un diaframma." (Mario)

Un caso limite? Un episodio raro? Una situazione particolare? Non tanto.

Fatti e opinioni
Due esempi americani

I sordi italiani guardano al di là dell'Oceano come a una sorta di Eldorado non soltanto perché negli USA le minoranze sono tutelate e la comunità dei sordi è molto forte, ma soprattutto perché lì si trovano le due uniche università al mondo che utilizzano i segni nell'attività didattica e che sono organizzate secondo le esigenze degli studenti sordi: la Gallaudet University di Washington e il RIT (Rochester Institute of Technology) con annesso il college per studenti sordi NTID (National Technical Institute of Deaf).

La prima ha una lunga tradizione con una storia che nasce da lontano. Il suo fondatore, Edward Miner Gallaudet, era il figlio di quel Thomas Gallaudet che, alla fine del Settecento, girò l'Europa per imparare un metodo efficace per educare i sordi.

Era l'Europa dei grandi educatori: i Braidwood in Scozia, L'Epée a Parigi, ma con una grande differenza. Mentre la famiglia Braidwood era gelosissima del proprio metodo al punto che Gallaudet rimase lì più di un mese senza imparare nulla, l'abate Sicard, successore di L'Epée, non faceva mistero dei suoi insegnamenti, anzi si esibiva in manifestazioni pubbliche. Gallaudet imparò lì la metodologia per educare i sordi e ripartì per l'America portando con sé Laurent Clerc, un sordo dell'Istituto statale dei sordomuti di Parigi. Durante la traversata imparò da lui i segni e questo spiega perché l'ASL (American Sign Language) è molto simile alla Lingua dei segni francese. Si diffuse così negli Stati Uniti un modello educativo bilingue, che ancora oggi viene utilizzato alla Gallaudet University, dove gli studenti possono iscriversi a diversi corsi dell'area prevalentemente umanistica. Molti studenti europei vanno a studiare alla Gallaudet perché lì hanno la certezza di poter esprimere le loro potenzialità senza che la lingua vocale rappresenti un ostacolo. Anche molti sordi italiani in questi ultimi anni hanno vinto borse di studio per uno stage alla Gallaudet, grazie soprattutto all'azione del Mason Perkins Deafness Fund in collaborazione con la Commissione Fullbright per gli scambi culturali tra l'Italia e gli Stati Uniti.

Tutti quelli che hanno fatto questa esperienza sono tornati in Italia rafforzati nella loro identità di sordi e fortemente convinti della necessità che anche nel nostro Paese i segni debbano entrare a pieno titolo nell'ambito dell'istruzione. La Gallaudet University rappresenta per i sordi di tutto il mondo il luogo dove la comunità ha acquisto una forte consapevolezza dei propri diritti di minoranza linguistica. Lì nel 1988 ci fu una rivolta degli studenti che portò per la prima volta nella storia alla nomina di un rettore sordo, King Jordan.

L'altro polo d'attrazione è il NTID (National Technological Institute of Deaf) istituito dal presidente americano Lyndon Johnson con la legge dell'8 giugno 1965. Ripercorrendo a grandi linee la storia di questa università[3] possiamo dividerla in tre decenni. Nella prima fase il NTID, strettamente collegato al RIT (Rochester Institute of Technology), offriva agli studenti sordi la possibilità di accedere a corsi tecnico-scientifici con due tipi di ausili: diretti e indiretti.

Tra gli interventi diretti troviamo la presenza di:

a) *interpreti di ASL,* per formare i quali il corso d'interpretariato divenne parte integrante del NITD;

3 Si veda anche il sito Internet www.rit.edu/ ~433www/Focus/99Spring.pdf)

b) *tutor*, cioè persone competenti nelle materie tecnico-scientifiche, ma anche specializzate in ambito educativo. Vengono anche utilizzati studenti udenti, che sono più avanti nel curricolo universitario e hanno frequentato un corso intensivo della lingua dei segni di 8 settimane;
c) *prendi-appunti*, cioè studenti udenti che hanno superato l'esame del corso nel quale aiutano il compagno sordo. Nel giro di poco tempo furono utilizzate più di cento persone.
d) inoltre agli studenti venivano offerti un corso propedeutico, uno di recupero e uno di *supporto*.

Gli interventi indiretti prevedono:
a) una consulenza per aiutare gli studenti a *sviluppare il loro curriculum universitario*;
b) *un'assistenza per il collocamento nel mondo del lavoro*.
Tutte queste figure lavorano in gruppo.

All'inizio i corsi di laurea furono in data processing, laboratorio medico, fotografia, stampa, elettronica, business e disegno architettonico; mentre potevano essere seguiti in inglese, scienze, matematica, arte applicata, orientamento alle scienze secondarie.

Nel secondo decennio furono istituiti nuovi corsi, tra cui ingegneria, comunicazioni visive e tecnologia delle comunicazioni.

Negli ultimi anni i corsi sono stati rivisti e trasformati in relazione alle richieste del mercato del lavoro inserendo nuovi indirizzi relativi all'informatica: software, internet, sottotitoli, networks, software per scrittura in tempo reale nelle classi, insegnamento a distanza, programmi interattivi d'insegnamento al computer.

Queste due esperienze aprono la strada ad alcune riflessioni:

- nonostante le università cerchino di attrezzarsi per accogliere lo studente sordo, molti giovani non si iscrivono o non riescono a completare gli studi;
- la strada tracciata dalle due università americane dimostra che un ateneo a misura di persona sorda può garantire un'elevata percentuale di frequenza e di successi scolastici;
- i tempi sono maturi anche in Italia per rivedere alcune posizioni rigidamente oraliste con la convinzione che i segni sono uno strumento indispensabile per accedere ai gradi più alti dell'istruzione;
- creare percorsi specializzati vuol dire offrire alle persone sorde reali opportunità di accesso alla cultura.

Per saperne di più

Alfieri G., "Scrivere all'Università", *in Italiano & Oltre*, pp. 194-197

Bonvini, P., *Gli studenti sordi nell'università.* Tesi di Laurea in Psicologia di sviluppo.Università degli Studi di Roma 'La Sapienza, Facoltà di Psicologia 1999-2000 (Prof. A. Devescovi)

Cameracanna E., e Franchi M. L., Difficoltà di traduzione in contesti diversi in Caselli M.C. e Corazza S., *LIS Studi, esperienze e ricerche sulla lingua dei segni italiana*, Del Cerro, Tirrenia (Pisa), 1997

Di Monte C., Foa, V. e Pasquotto M. "La nostra esperienza di studenti universitari sordi: aspetti positivi e proposte di miglioramenti", in M. Domini, M. e M. Di Silvio (a cura di), *Atti Convegno Il sordo nella scuola ordinaria. Problemi e prospettive nella sua educazione e istruzione*, Milano 26 Ottobre 2002, Sezione Provinciale ENS di Milano, 2005, pp. 120-127.

Fabbretti, D. "L'italiano scritto dai sordi: un'indagine sulle abilità di scrittura dei sordi adulti segnanti nativi". *Rassegna di Psicologia*, vol. xviii, n° 1, 2000, pp. 73-93

Fabbretti D. e Romanelli P., "Scrivere all'Università: un progetto per il supporto delle attività di scrittura di studenti universitari", *Rassegna di Psicologia*, I (XVI), 1999, pp. 127-135

Fabbretti D. e Porcari Li Destri, G. "Studenti sordi e Università. Un corso per il supporto delle attività di scrittura". *L'educazione dei Sordi*, 3, 2001, pp. 167-185

Lucioli T. e Vasta R., "Gli assistenti alla comunicazione: competenze professionali e ruolo nella classe", in S. Maragna, B. Marziale e F. Zatini (a cura di), *Atti. Giornata di studio con i Direttori Generali Regionali del M.I.U.R.*, 23 e 24 gennaio 2002, pp. 105-107

Maragna S. (a cura di), *Gli studenti sordi all'università*, Ente Nazionale Sordomuti, Centro Documentazione V. Ieralla, Roma, 1997

Pio Istituto Pavoni. *Relazioni del Convegno: L'educazione superiore dei sordi. Scuola secondaria e Università.* Atti del Convegno. Pio Istituto Pavoni, Brescia, 2000

Pontecorvo C., e Fabbretti D. "Apprendere un sistema di scrittura, apprendere una lingua scritta", in Pontecorvo C. (a cura di), *Manuale di psicologia dell'educazione*, Il Mulino, Bologna, 1999

Porcari Li Destri G. e Fellow E. C., *L'integrazione degli studenti sordi nelle università. Relazione finale*, Università di Bristol, Bristol, 1994

Porcari Li Destri G., "Istruzione universitaria e sordità: l'esperienza inglese", *L'educazione dei sordi*, 1996, pp. 5-22

Volterra V., "Istruzioni superiore e ricercatori sordi. Esperienze di un ventennio". In *Atti del Convegno "L'educazione superiore dei sordi" Scuola secondaria e Università.* Brescia 19/20 febbraio 2000. Università degli Studi di Brescia. Facoltà di Ingegneria. Pio Istituto Pavoni, Brescia, pp. 21-26

8
I diritti conquistati

8.1 Sanità, istruzione, lavoro

Il processo di integrazione dei cittadini disabili nella società riguarda tutti gli aspetti della vita di un individuo: dall'assistenza economica e sanitaria all'istruzione, dal lavoro alla socializzazione intesa come abbattimento delle barriere. Affinché l'integrazione avvenga concretamente nell'affermazione dei principi di uguaglianza e giustizia sociale sono necessari sia il coinvolgimento della collettività, che in qualche modo riconosce e fa proprie le esigenze dei disabili, sia quello delle istituzioni che promulgano leggi adeguate e intendono farle rispettare.

Per moltissimi secoli rispetto a questi due aspetti i disabili in genere, e i sordi in particolare, sono stati spesso esclusi, isolati, emarginati rispetto al resto della società e per nulla tutelati da un punto di vista legislativo.

Senza voler qui ripercorrere le tappe storiche dei diritti conquistati, possiamo in sintesi dire che l'intervento dello Stato verso forme di assistenza e tutela nei confronti dei disabili è molto recente e in Italia comincia con l'unità nazionale, quando nel 1890 vengono istituite le IPAB (Istituzioni pubbliche di assistenza e beneficenza), rivolte genericamente a tutti i poveri in stato di malattia. Sarà solo dopo la prima guerra mondiale che gli interventi statali diventeranno più mirati; si tratta di interventi prevalentemente di tipo pensionistico, dapprima rivolti solo ai mutilati e agli invalidi di guerra, quasi a titolo di risarcimento dei danni subiti nel combattere a favore dello Stato, ma subito dopo estesi anche agli invalidi del lavoro, ai sordi e ai ciechi. È infatti del 1923 la riforma Gentile dell'istruzione obbligatoria e del 1928 l'istituzione delle classi speciali.

Il percorso della comunità sorda verso la conquista di pari diritti è molto lunga e sofferta, come racconta con grande precisione e sensibilità Franco Zatini nei suoi libri (1991; 1998).

Sarà la costituzione del 1948 a riconoscere l'uguaglianza dei diritti civili con l'art. 38: "gli inabili ed i minorati hanno diritto all'educazione e all'avviamento professionale. Ai compiti previsti in questo articolo provvedono organi ed istituti predisposti o integrati dallo Stato."

Tutto il ventennio che va dal 1950 al 1970 è caratterizzato da provvedimenti erogati a specifiche categorie; per i sordomuti:

- le provvidenze economiche della legge 381/70
- le provvidenze riguardanti l'istruzione (scuola materna legge 444/68; scuola media legge 1859/62), che continuano a prevedere le scuole speciali
- l'inserimento lavorativo (legge 1539/62) con la legge sul collocamento obbligatorio (legge 482/68), che mantiene la divisione dei disabili in categorie.

Questa filosofia legislativa durerà fino al 1971 con la legge 118, che rappresenta un vero e proprio cambio di rotta, da cui deriverà poi la legge 104/92.

A questa seguiranno:

- la legge 517/77, che aprirà le porte all'integrazione scolastica, e la legge 270/82, sempre nell'ambito scolastico;
- la legge 138/78, la legge 833/78 e le varie finanziarie sull'assistenza sanitaria;
- la legge 18/80 sull'indennità di accompagnamento;
- la legge 508/88 sulle modifiche alle norme sull'assistenza economica (prevede l'indennità di comunicazione)
- e infine la legge 104/92 su "i diritti degli handicappati", con le integrazioni e le modifiche introdotte dalle leggi n°17 del 28/01/1999, n°53 dell'08/03/2000 e dal D.lgs. n°151/2001, che, come abbiamo detto all'inizio, rappresenta una vera e propria linea di demarcazione con il passato perché mette la persona disabile al centro della legge stessa, coinvolgendo le diverse istituzioni dello Stato e dando voce alle associazioni e al volontariato.

Intorno agli anni Settanta comincia a svilupparsi anche una normativa regionale, che diventa generalizzata tra il 1980 e il 1990. Essa è caratterizzata, come spesso avviene in Italia, da una forte disomogeneità: vicino a leggi regionali incisive sul piano operativo troviamo normative vecchie di anni, inadeguate, spesso più simili a un manifesto enunciativo di principi generali che a un vero strumento per l'integrazione. Le leggi regionali riguardano sempre gli stessi settori: la diagnosi precoce, l'assistenza economica, l'istruzione, la formazione professionale, l'inserimento nel mondo del lavoro. Il grande limite che si riscontra in molte di queste leggi è l'uso del verbo *può* piuttosto che *deve*, unito a insufficienti garanzie economiche di copertura, da cui consegue spesso l'inapplicazione della normativa. Come molte volte accade nel nostro Paese, la legislazione è all'avanguardia, ma di fatto non viene applicata.

In ambito internazionale sono da ricordare la risoluzione del Parlamento europeo del 1988, poi ripresa nel 1998, la dichiarazione dei diritti delle persone con minorazioni uditive dell'UNESCO nel 1997, la dichiarazione di Salamanca del 1994, la risoluzione del XIII Congresso mondiale dei sordi e la risoluzione dell'ONU del 2007 (v. cap. 9).

Legislazione e sordità

Assistenza economica

Per avere diritto alle provvidenze economiche la persona sorda deve avere il riconoscimento di invalidità da parte della ASL di appartenenza. "Ma deve trattarsi di minorato sensoriale dell'udito affetto da sordità congenita o acquisita durante l'età evolutiva che gli abbia impedito il normale apprendimento del linguaggio parlato, purché la sordità non sia di natura esclusivamente psichica o dipendente da causa di guerra, di lavoro o di servizio" (legge 381/70 art. 1). Secondo i parametri scientifici l'età evolutiva termina al dodicesimo anno di vita.

Quest'accertamento deve essere fatto da una commissione medica entro 3 mesi dalla presentazione della domanda; se questo non avviene si deve presentare diffida in carta semplice all'Assessorato regionale alla sanità, che provvede a fissare la data della visita. Durante la visita la persona sorda si può fare assistere da un medico di sua fiducia. La copia del verbale della visita, se le commissioni periferiche per l'invalidità non intendono svolgere altri accertamenti, viene inviato all'interessato e alla prefettura: la concessione delle provvidenze economiche avviene infatti con provvedimento del prefetto. È ammesso il ricorso.

I sordi prelinguali hanno diritto a quanto segue:

- Indennità di comunicazione (legge 508 del 21/11/88 art. 4); se il richiedente non ha compiuto ancora i 12 anni, l'ipoacusia deve pari o superiore a 60 decibel HTL di media tra le frequenze 500, 1000, 2000 Hz nell'orecchio migliore. Se ha superato i 12 anni deve essere pari o superiore a 75 decibel HTL e deve essere dimostrabile che l'ipoacusia è insorta prima dei 12 anni.

- Indennità mensile di frequenza che è prevista per i minori di 18 anni con perdita uditiva superiore a 60 decibel ed è subordinata alla frequenza scolastica o professionale, a limiti di reddito e alla cittadinanza italiana. È incompatibile con l'indennità di comunicazione, ma si può optare per il trattamento più favorevole.
- Pensione non reversibile (legge 33 del 29/2/80 art.14 septies) purché abbiano un'età compresa tra 18 e 65 anni, versino in condizioni di bisogno economico, siano cittadini italiani e abbiano la residenza in Italia. Al compimento del 65° anno d'età ricevono in sostituzione la pensione sociale dell'INPS.

Tabella riassuntiva			
Sordi minori di anni 18	Indennità di comunicazione		
Sordi minori di anni 18 privi di altri trattamenti		Indennità di frequenza	
Sordi maggiori di anni 18	Indennità di comunicazione		Pensione non reversibile

Assistenza sanitaria

Per la persona sorda l'assistenza sanitaria è particolarmente importante per aver diritto alla riabilitazione e alla protesizzazione (v. legge 118/71 art. 4, legge 833/78 art. 26, legge 104/92 artt. 7 e 8, leggi regionali). La prima deve essere assicurata dalla ASL attraverso i propri servizi o mediante convenzioni con strutture e centri privati, mentre l'assistenza protesica prevede gli ausili riportati nel nomenclatore tariffario.[1] Il nomenclatore viene revisionato ogni due anni dal Ministero della sanità e prevede anche il DTS (Dispositivo telefonico per sordi) e in alcune regioni i cellulari comunicator. La persona sorda deve presentare domanda alla ASL con allegato certificato di residenza e prescrizione del medico specialista. La ASL rilascia autorizzazione alla fornitura e l'utente ha tempo 10 giorni per il collaudo dopo aver ritirato le protesi o il DTS.

1 Il nomenclatore è un provvedimento contenente l'elenco delle e degli ausili tecnici diretti al recupero funzionale dei disabili.

Dopo la prima fornitura le protesi e gli ausili possono essere nuovamente concessi dopo un periodo minimo (dai 18 mesi ai 10 anni), che può essere ridotto in caso di necessità riabilitative. Nel caso dei minori di 18 anni non ci sono limiti di tempo. Per una sola volta le protesi e l'ausilio possono essere concessi prima della scadenza per smarrimento o rottura, presentando la domanda alla ASL.
Non viene presa qui in esame la normativa sui ticket dei medicinali, perché soggetta a variazioni frequenti.

Istruzione

La legge più conosciuta nell'ambito dell'istruzione è la 517/77 che all'art.10 stabilisce "l'istruzione scolastica obbligatoria per i sordomuti, oltre che nelle apposite scuole speciali, nelle classi di scuola comune e l'assicurazione nei loro confronti dei necessari servizi di sostegno". A questa hanno fatto seguito numerose circolari applicative, tra le quali le più importante è la CM 199/79 che anticipa molti punti della 104/92. In essa si stabilisce:
- la presenza dell'insegnante di sostegno ogni 4 alunni handicappati, salvo deroghe;
- la necessità di utilizzare docenti qualificati e con esperienza in relazione all'handicap;
- la piena partecipazione dell'insegnante di sostegno a tutte le attività;
- la necessità di una descrizione dettagliata della situazione, che in qualche modo anticipa il PEI (Piano Educativo Individualizzato) previsto poi con DPR 24/2/94;
- la necessità di collaborazione tra la scuola, la sanità e gli enti locali che sarà poi definita meglio definita nelle CM 258/83 e 50/85; nella legge 142/90 e nella legge 104/92; DPR 9/7/92.

Alla realizzazione degli interventi per favorire l'integrazione scolastica operano alcuni gruppi di lavoro:
- I GLIP (Gruppi di lavoro interistituzionali provinciali) (v. CM del MPI del 26/6/92, del 31/7/92 e del 11/4/94) e Gruppi H a livello provinciale presso il Provveditorato;
- I GLH (Gruppi di lavoro per l'handicap) a livello locale presso ogni scuola (v. tab. 8.2).

  L'art. 13 della legge 104/92 prevede l'assistente alla comunicazione, una figura che si sta diffondendo in tutta Italia (v. cap. 4). È preferibile che la famiglia inoltri la richiesta sia al Comune di residenza che alla Provincia, oltre che alla scuola.

Tab. 8.1 Gruppi di lavoro per l'integrazione scolastica (da *Handicap e legislazione*, Presidenza del Consiglio dei Ministri, Dipartimento per l'Informazione e l'Editoria, 1992)

	Componenti	**Competenze**
GLIP (ambito operativo: provinciale)	1 ispettore tecnico 1 docente esperto utilizzato in provveditorato 1 esperto designato dagli Enti locali 2 esperto designato dalla ASL 3 esperti designati dalle associazioni	• Fornire consulenza e avanzare proposte al provveditore; • offrire consulenze alle scuole; • collaborare con gli Enti locali e con le ASL per stipula, situazione e verifica degli accordi di programma; • collaborare con gli Enti locali per attività extrascolastiche; • redigere una relazione annuale da inviare al presidente della Regione e al Ministero della pubblica istruzione
GRUPPI H (ambito operativo: provinciale)	1 ispettore tecnico 1 preside 1 direttore didattico 1 docente esperto della scuola materna 1 docente esperto della scuola elementare 1 docente esperto della scuola media 3 rappresentanti delle associazioni	• Vagliare le proposte delle scuole per il sostegno didattico; • tenere contatti con i servizi sul territorio; • raccogliere dati, documenti e aggiornarli; • redigere documenti di proposte al provveditore • esperire al provveditore i pareri richiesti; • promuovere e curare un'attività di aggiornamento; • formulare proposte per progetti sperimentali; • formulare proposte per istituire i posti in organico
GLH (ambito operativo: scolastico)	insegnanti operatori dei servizi familiari studenti (nelle scuole medie superiori)	• Collaborare per la redazione del PDF; • collaborare per l'elaborazione e la verifica del PEI

Per quanto riguarda gli esami di Stato e le prove equipollenti si fa riferimento oltre che alla L.104/92 al D. Lgs. 297/94 art.318 in materia di valutazione del rendimento e prove d'esame (nei commi 3-4 si parla di prove equipollenti e di uso di ausilii nelle prove d'esame con eventuali tempi lunghi); al D. P. R. 323/1998 che all'art.6 prevede il Regolamento del nuovo Esame di Stato; alla Ordinanza Ministeriale 90/2001 in materia di Scrutini ed esami, di cui vedi in particolare l'art 15 e alla Ordinanza Ministeriale 35/2003 per quanto concerne le prove equipollenti previste per i candidati in situazione di handicap, art 17.

Formazione professionale

La prima legge che affronta in modo organico la formazione professionale dei disabili è la legge 845/78 "Legge quadro in materia di formazione professionale", a cui fa seguito la legge 104/92. Ai disabili viene data la possibilità di frequentare corsi professionali normali con forme di sostegno, corsi specifici e corsi prelavorativi.
Presso gli Assessorati regionali e provinciali alla formazione professionale è possibile avere informazioni sui corsi attivati nel territorio.

Collocamento

Gli uffici provinciali del lavoro sono competenti per le assunzioni obbligatorie; essi infatti istituiscono elenchi speciali per gli aventi diritto. La nuova legge n. 68 del 12/3/99 prevede novità nell'ambito di:

- riserva posti
- obblighi e sanzioni per i datori di lavoro
- agevolazioni

• *Riserva posti*: un'azienda che ha dai 15 ai 35 dipendenti deve assumere 1 lavoratore disabile; 2 lavoratori se ha dai 36 ai 50 dipendenti e il 7% di lavoratori disabili se ha più di 50 dipendenti.
• *Obblighi e sanzioni per i datori di lavoro*: il 60% delle assunzioni potrà essere nominativa, mentre il 40% verrà inviato direttamente dall'ufficio competente.
Le sanzioni prevedono una multa per ogni giorno di ritardo nell'assunzione del lavoratore disabile.
• *Agevolazioni*: la nuova normativa punta soprattutto a incentivare l'assunzione del disabile più che a imporne la presenza nel mondo del lavoro, per cui prevede che lo Stato si sostituisca al datore di lavoro nel versamento

dei contributi, nel caso in cui il disabile abbia una capacità lavorativa molto ridotta e per alcune specifiche minorazioni.

Questa totale fiscalizzazione può durare al massimo 8 anni.

Agevolazioni sul lavoro

I lavoratori disabili e i lavoratori che hanno figli o familiari con handicap, ai sensi della legge 104/92 art. 33, hanno diritto a:

- permessi giornalieri retribuiti di 2 ore per i genitori con bambini tra 0 e 3 anni;
- permessi mensili di 3 giorni per i genitori e i familiari che assistono handicappati;
- diritto di scelta da parte del genitore o familiare della sede di lavoro più vicina al domicilio (quando è possibile);
- possibilità per i lavoratori handicappati di avere permessi giornalieri o mensili e di scegliere la sede più vicina al domicilio.

Altre facilitazioni per i lavoratori con handicap sono previste nel pubblico impiego ai sensi del DPR 32/8/88 n. 395 art. 18 nel caso in cui abbiano necessità di trattamenti terapeutici riabilitativi. Il genitore o il familiare che assiste il disabile in trattamento riabilitativo ha diritto ad aspettative per motivi di famiglia; tali periodi, fino a un massimo di 5 anni (nel caso di disabili con invalidità non inferiore all'80%), possono essere riscattati a domanda dell'interessato (DL 503/92). Per un quadro d'insieme vedi Tab. 8.2.

Tab. 8.2 Agevolazioni

Disposizioni per la corretta attuazione dell'art. 33 della l. 104/92 (agevolazioni per lavoratori con handicap, genitori e familiari di disabili)
Consiglio di Stato: parere n. 1611/92 del 17.11.1993
Consiglio di Stato: parere n. 785 del 14.06.1995
INPS circ. n. 100 del 02.04.1992
INPS circ. n. 162 del 13.07.1993
INPS circ. n. 80 del 24.03.1995
INPS circ. n. 291 del 28.11.1995
INPS circ. n. 1211 del 31.10.1996
Ministero funzione pubblica: circ. n. 90543/7/488 del 26.06.1992
Ministero funzione pubblica: circ. n. 20 del 30.10.1995
Ministero funzione pubblica: circ. n. 818 del 08.02.1996
Ministero del lavoro: circ. 28/93
Ministero del lavoro: circ. 43/94
Ministero del lavoro: circ. 59/96

- **Patente speciale**
  Per ottenere la patente speciale non è più determinante come nel passato il deficit anatomico funzionale, ma è sufficiente dimostrare che si è in grado di guidare. Possono essere rilasciate patenti speciali: patente A valida per guidare da soli con alcune modifiche tecniche all'auto; patente B valida per tutti i tipi di autoveicoli; patente C speciale valida per autoveicoli non superiori a 11,5 t a pieno carico.

- **Trasporti**
  Ferrovia: in molte stazioni sono stati attivati centri di accoglienza a cui il disabile si può rivolgere per avere informazioni, acquistare biglietti, farsi accompagnare al treno e avere assistenza durante il viaggio. La persona disabile può acquistare la Carta blu che gli dà diritto ad acquistare un biglietto a tariffa intera valido però per due persone, in modo da avere gratuitamente un accompagnatore.
  Aereo: in diversi aeroporti esistono spazi denominati "sala amica" o "courtesy corner" a cui è possibile rivolgersi per avere informazioni, espletare il check in chiedendo che venga segnalata al personale di bordo la presenza di una persona sorda.

- **Riduzione dell'IVA**
  È prevista la riduzione del 4% per l'acquisto di:
  – ausili e protesi (legge 263/89 art. 1, comma 3bis);
  – apparecchi destinati a facilitare l'audizione ai sordi (DPR 633/72 tab. A, parte II n. 30);
  – autovetture destinate ai disabili provvisti di patenti A, B o C speciali (legge 23/12/99 finanziaria).

- **Esenzioni**
  È prevista l'esenzione dell'IVA per le operazioni rese dalle cooperative in favore dei disabili (DL 70/88 art. 5 convertito con modificazioni dalla l. 154/88).
  I portatori di handicap con invalidità superiore al 66% hanno l'esenzione totale dalle tasse e dai contributi universitari (DPCM 30/4/97).

Il lettore che volesse approfondire gli aspetti legislativi e avere anche ampie informazioni su diritti le provvidenze economiche e le agevolazioni può consultare il libro " I diritti dei sordi" di B. Marziale e S. Maragna F. Angeli, in stampa.

8.2 Abbattere le barriere comunicative

La radio non emette suoni, alla televisione si susseguono immagini senza audio, al cinema gli attori parlano senza voce: queste sono alcune delle situazioni in cui si trova a vivere una persona sorda. Nel mondo dei *mass media* la carta stampata sembra essere sempre più sorpassata dalla parola, ma i sordi rimangono esclusi da questo settore dell'informazione a causa del loro deficit. Abbattere le barriere comunicative significa avere accesso alle trasmissioni mediante i sottotitoli o l'interprete di lingua dei segni; in ultima analisi, poter vedere al posto di sentire.

Da tempo l'Ente nazionale sordomuti conduce una vera e propria battaglia nei confronti della RAI affinché anche gli utenti sordi, che pagano il canone di abbonamento come tutti gli altri cittadini, possano accedere all'informazione. Oggi abbiamo un telegiornale sottotitolato in diretta per ogni rete RAI oltre l'Angelus domenicale e alcuni TG flash con l'interprete LIS.

L'altra richiesta della comunità dei sordi riguarda la realizzazione di una trasmissione settimanale di informazione culturale rivolta alle persone sorde, come avviene da anni in altre nazioni.

In molti Paesi europei e americani vengono infatti prodotti e trasmessi programmi televisivi dedicati alla popolazione sorda; queste trasmissioni hanno in genere il duplice obiettivo di offrire informazioni ai sordi, ma anche agli udenti che interagiscono con loro.

Un'altra richiesta contenuta nel pacchetto presentato dall'ENS riguarda l'attivazione di un servizio ponte per le trasmissioni con giochi a premio e l'accesso alle trasmissioni di attualità in diretta.

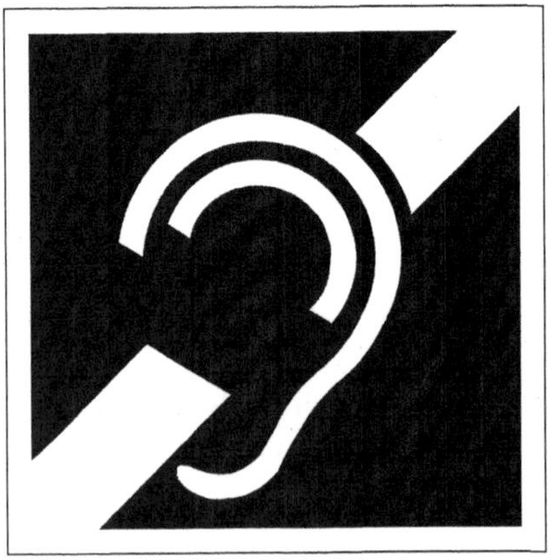

Fig. 8.1 Il simbolo internazionale di accesso alle comunicazioni per i sordi.

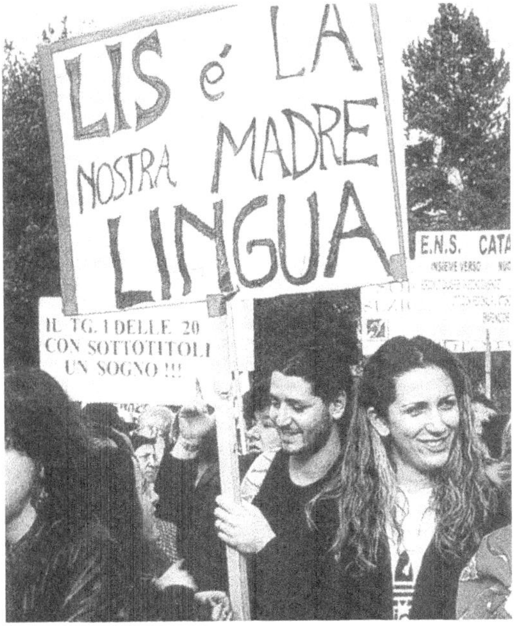

Fig. 8.2 Un momento della protesta dei sordi durante la grande manifestazione dell'11 novembre 1998 (foto di Valerina Balit).

Anche per le trasmissioni in diretta di maggiore ascolto o gli eventi di maggiore importanza, politica, sociale e culturale è necessario, infatti, che ci sia un interprete in lingua dei segni italiana e i sottotitoli.

Il contratto di servizio della RAI prevede un aumento percentuale annuo delle trasmissioni sottotitolate, ma le persone sorde lamentano una cattiva distribuzione di queste durante l'arco della giornata, con il risultato di lasciare completamente sguarnite alcune fasce orarie di grande ascolto, oltre al fatto che troppo spesso si tratta di film troppe volte trasmessi. L'ultimo aspetto riguarda la richiesta di migliorare la qualità dei sottotitoli; pur riconoscendo le difficoltà insite in un'operazione di sottotitolazione, tuttavia si ritiene improrogabile migliorarne la qualità.

L'altro grande settore in cui è necessario l'impegno dello Stato per abbattere le barriere comunicative è la telefonia, visto il grande sviluppo dei cellulari in questi ultimi anni.

In questo settore l'ENS ha avanzato alcune richieste al Ministero delle Comunicazioni riguardanti: per la telefonia fissa l'esonero dell'abbonamento Telecom e per i cellulari l'esonero dal pagamento della tassa governativa e per gli sms.

Fatti e opinioni
Donne sorde due volte diverse

Essere donna ed essere sorda: una condizione su cui esistono pochissimi studi in ambito internazionale, e uno solo in Italia, nonostante negli ultimi anni le questioni legate alla sordità e alla lingua dei segni ricevano maggiore attenzione sia da parte dell'opinione pubblica che delle istituzioni. Chi ne è protagonista vive spesso una doppia discriminazione, sia rispetto agli uomini sordi che alle donne udenti. Rispetto a queste ultime, le donne sorde sono spesso più indietro: hanno un grado di istruzione più basso, hanno maggiori difficoltà a essere inquadrate professionalmente e a inserirsi nella vita sociale. Allo stesso tempo sono meno autonome rispetto agli uomini sordi. Così affermano Ida Collu e Valentina Balit in *I segni al femminile*, il bel libro che è anche il primo rapporto tecnico sulla condizione delle donne sorde in Italia.

Ne emerge un ritratto pieno di luci e di ombre. La vita delle donne sorde italiane si caratterizza innanzitutto per l'esigenza di avere una famiglia su cui contare, anche a costo di rinunciare agli studi, al lavoro, alle amicizie.

I dati dello studio forniscono un primo profilo di donne sorde italiane con un livello molto basso di istruzione, a volte soltanto la licenza elementare. Nessuna di loro ha frequentato l'università e solo alcune delle più giovani si sono diplomate. La maggior parte delle intervistate afferma di avere una vita sociale soddisfacente, anche se una percentuale non trascurabile dice di non avere amicizie né contatti con il mondo udente. Hanno buoni rapporti con i loro partner e con i figli, con i quali comunicano prevalentemente con la lingua parlata. Tuttavia, molte di loro utilizzano anche la lingua dei segni. Più della metà del campione è soddisfatta della propria vita e delle proprie scelte: ha un buon marito, una buona famiglia, dei buoni figli e un lavoro.

Restano però molte difficoltà a rapportarsi con lo Stato e le sue istituzioni: la maggior parte ignora l'esistenza di alcune leggi (sulla maternità, sulle pari opportunità) e di alcuni servizi (come i consultori). Ancora grandi e in certi casi preoccupanti i problemi di comunicazione, fino a creare un muro insuperabile nei confronti delle istituzioni. Proprio per la difficoltà di denunciare l'accaduto una parte ha preferito il silenzio dopo aver subito molestie o violenze sessuali.

Senza dubbio il quadro che emerge riflette molte delle problematiche generali legate alla sordità, che riguardano indistintamente uomini e donne. Tuttavia, in molti casi la condizione femminile accentua alcuni disagi o evidenzia bisogni particolari. Non è più accettabile, perciò, il ritardo con cui le associazioni nazionali e internazionali dei sordi, le uniche in grado di sollecitare l'intervento dei governi, si occupano delle donne.

È necessario creare occasioni in cui le donne sorde possano conoscere e condividere altre esperienze, acquisire maggiore consapevolezza nelle proprie potenzialità per ricevere informazioni sulle opportunità di istruzione, formazione e lavoro. Il rischio, altrimenti, è di amplificare l'autoisolamento confermato dai dati di questa ricerca, che vede la famiglia come unico punto di riferimento. Con i genitori, il marito, i figli la comunicazione è in molti casi facilitata dall'uso di un linguaggio familiare o dalla lingua dei segni.

La costruzione di una propria identità appare difficile quando si proviene da una famiglia udente, come afferma Ida Collu, una delle autrici, facendo riferimento alla sua storia: "Per anni avevo rincorso lo stereotipo di donna normale costruito secondo i canoni della maggioranza udente. Ora invece sento che le mie mani, i miei occhi, la mia bocca mi appartengono in modo essenziale, offrendomi la possibilità di rapportarmi agli altri e di vivere finalmente in una dimensione vera. Poiché sono vera nella mia sordità fisica, nell'essere donna, nelle mie emozioni, nell'impegno che dono agli altri sordi, uomini e donne" (Collu I. e Balit V., 1999)

Per saperne di più

AA. VV., *Invalidità civile aspetti giuridici e operativi*, INAS-CISL, Roma, 1993

Bianchi L., *Interfacce digitali nella comunicazione scritta delle persone sorde*. Tesi di Laurea. Università La Sapienza. Facoltà di Sociologia. Corso di laurea in Scienze della Comunicazione (Prof. Alberto Abruzzese), 2000-2001

Bianchi L., "L'accessibilità Web per gli utenti sordi", in R. Scano (a cura di), *Accessibilità: dalla teoria alla realtà*. Associazione IWA Italy, Lido di Venezia, 2004 pp. 491-516

Breda M. G. e Santanera F., *Handicap: oltre la Legge-quadro*, UTET, Torino, 1995

Capirci O. e Rossini P., "L'educatore sordo: verso una nuova figura professionale", in S. Carestia (a cura di), *Horizon* - Il Progetto "EFFATA". AS.SO. RI., Foggia, 2000, pp. 153-178

Collu I. e Balit V., *Segni al femminile*, Franco Angeli, Milano, 1993

Colucci F., *Comunicare oltre le parole*. Le istituzioni di fronte alle persone sorde. Tesi di laurea. Università degli Studi di Roma 'La Sapienza' Roma, Facoltà di Scienze della Comunicazione (Prof.ssa F. Faccioli). 2004-2005

Comitato "Lingua e Cultura dei sordi" – Ens di Brescia (a cura di) Il futuro dell'interprete LIS, Dipartimento FALICS, Ens – Sede Centrale, Roma, 1997

Cottoni G., *L'integrazione nella scuola*, Ed. Centro di documentazione per l'integrazione scolastica, Parma, 1995

Franchi M.L., "Il ruolo dell'interpretariato nella scuola e nella società". In *Atti del Convegno Internazionale Aspetti Sociali della Sordità.* Roma Univ. di Roma La Sapienza - Ist. di Clinica O.R.L. 1992

Guidi A. e Massi D., *Manuale d'informazione sull'handicap*, Presidenza del Consiglio dei Ministri, Dip. Editoria e Affari Sociali, Roma, 1992

Insolera E., Militano M. G., Radutzky E. e Rossini A., "Pilot Learning Strategies in Step with New Technologies: LIS and Italian in a Bilingual Multimedia Context 'Tell Me a Dictionary'", in C. Vettori (ed), *W15 2nd Workshop on the Representation and Processing of Sign Languages:lexucographic Matters and Didactic Scenarios*. Genova 28 Maggio, LREC, Genova 2006, pp. 92-95

Lamberti M., Sciutto C. e Zenoglio, E. Il servizio di assistenza alla comunicazione: l'esperienza nelle scuole genovesi, 2000, in C. Bagnara, Chiappini, P., M.P. Conte e M. Ott (a cura di), *Viaggio nella città invisibile. Atti del 2° Convegno nazionale sulla Lingua Italiana dei Segni*. Genova, 25-27 settembre 1998. Edizioni del Cerro, Pisa, pp. 222-225

Marziale B., Maragna S. e Lava S., "Gli assistenti alla comunicazione. Un'indagine sullo stato del servizio nel territorio nazionale" in *L'educazione dei sordi*, n° 1, 2006, pp.15-22

Menegoi Buzzi Donato I. (a cura di), *L'integrazione possibile, una ricerca sull'inserimento dei disabili sensoriali*, I.R.R.S.A.E., Lombardia, Milano, 1991

Pancalli L., *I diritti del cittadino*, Italedit, Roma, 1994

Rampelli S., "Appunti sulla televisione per chi non sente", Golem, 1990, p. 7-9

Regolo D., (a cura di), *Donne sorde: nove storie di emarginazione e di riscatto*, Edizioni Cantagalli, Siena, 2005

Sala R., "L'interprete di lingua dei segni: orecchio per i sordi e voce per gli udenti". *Tesi di Laurea*. Università degli studi di Padova, Facoltà di Scienze Politiche, (Prof. D. Sacchetto), 2004/2005

Scorda M., *L'invalidità civile nella vigente legislazione*, ANMIC, Roma, 1997

Tavassi M. (a cura di), *Codice delle invalidità civili*, Pirola, Milano, 1990

9
Noi, l'Europa, il mondo

9.1 Il rispetto della diversità

Il principio che ha ispirato e tuttora ispira l'operato della Comunità Europea nei confronti delle minoranze sorde è quello di un grande rispetto per la diversità. Mentre nel nostro Paese si è cercato per decenni e in ogni ambito di normalizzare l'handicap, la CEE ha attuato una politica che guarda alla diversità non come emarginazione o isolamento, ma come consapevolezza che il deficit porta a modalità di vita differenti dalle quali si può molto imparare. In sintesi, la filosofia che ha animato le scelte europee si può sintetizzare nella frase *la diversità è ricchezza.* In questa ottica il 17 giugno 1988 il Parlamento europeo ha votato una risoluzione sulle lingue dei segni (di cui riportiamo in questo paragrafo il testo integrale) per sostenere il diritto che le persone sorde hanno di utilizzare, se lo preferiscono, la lingua dei segni. In ambito internazionale ricordiamo anche la dichiarazione dei diritti delle persone con minorazioni uditive dell'UNESCO del 5 luglio 1971 (v. all. 2); la dichiarazione di Salamanca del 7-10 giugno 1994 (v. all. 3); la risoluzione del XIII Congresso mondiale dei sordi del 25-31 luglio 1999 a Brisbane - Australia (v. all. 4), sulla cui linea si sono attestati i successivi congressi. A livello mondiale è in via di ratifica da parte delle singole nazioni, al momento di andare in stampa, la Convenzione dell'ONU sulla Disabilità (v. all. 5).

Per favorire la libertà delle persone sorde ad utilizzare la lingua dei segni nel 1995 il Parlamento europeo ha finanziato un progetto per verificare qual era la situazione nei Paesi della CEE e dell'EFTA rispetto alla risoluzione approvata. Tutte le associazioni nazionali dei sordi sono state mobilitate dall'EUD (European Union of Deaf) per attivare nel loro Paese un comitato nazionale che presentasse una relazione finale su cosa era stato fatto e su che cosa ancora si doveva fare. Una sintesi di tutto il lavoro condotto nell'ambito di questo progetto è stata scritta da Helga Stevens (1997), coordinatrice dell'EUD, e poi presentata alla conferenza conclusiva tenutasi a Bruxelles il 25-26 settembre 1997.

Nel nostro Paese il lavoro condotto dal comitato nazionale ha avuto una forte ricaduta sociale, con il merito di offrire un pacchetto di proposte concrete al governo proprio nel momento in cui si creavano condizioni di maggior attenzione nei confronti della disabilità.

Quasi contemporaneamente alla conclusione dei lavori del comitato italiano, infatti, veniva rivitalizzato l'Osservatorio permanente sull'handicap del Ministero della pubblica istruzione, che ha trovato un momento d'oro durante il coordinamento di Sergio Neri. Grazie a lui alcune delle proposte avanzate dal comitato nazionale, e poi riprese dal dipartimento SEU dell'ENS (v. par. 6.2), sono state discusse e in parte accolte, come quella di inserire nella formazione dei docenti di sostegno già di ruolo un pacchetto di ore di LIS attraverso i corsi di alta qualificazione, oppure quella di poter inserire più di un alunno sordo nella stessa classe. Altre sono divenute realtà grazie alla sempre maggiore autonomia delle scuole, come l'istituzione di corsi di LIS per studenti udenti, ormai diffusi su tutto il territorio nazionale. Altre ancore si stanno realizzando in modo spontaneo, come l'iscrizione degli studenti sordi in scuole di riferimento, grazie alla scelta più consapevole della famiglia.

Si potrebbe fare senz'altro di più e meglio, ma bisogna tener presente che l'Osservatorio ha una composizione atipica, che vede presenti nella Consulta ben tre associazioni dei sordi (l'ENS, l'AIES, la FIADDA) rispetto agli altri handicap rappresentati ognuno da un'unica associazione. La diversa filosofia che ispira ciascuna delle tre associazioni fa sì che spesso non vi sia accordo sulle decisioni da prendere, creando una sorta d'*impasse* quando si parla della sordità.

In relazione alla qualità della vita delle persone sorde, il comitato aveva avanzato una serie di proposte che miravano ad abbattere le barriere comunicative soprattutto nell'area dei mass media e delle telecomunicazioni, ma i risultati sono stati meno soddisfacenti del previsto. Si pensava, ad esempio, che altre aziende di servizi avrebbero seguito l'esempio dell'ENEL che ha attivato un servizio ponte per consentire ai suoi utenti sordi di accedere telefonicamente alle operazioni commerciali e alla segnalazione dei guasti, ma così non è stato.

Alcuni Comuni e Province, hanno dato il via ai servizi ponte in convenzione con le sezioni provinciali dell'ENS, con il quale i cittadini sordi dotati di DTS possono mettersi in contatto telefonicamente, grazie a un operatore, con persone udenti e viceversa.

Queste iniziative hanno aperto la strada a ulteriori servizi ponte istituzionali e non più basati sul volontariato, con l'obiettivo di abbattere le barriere comunicative.

All. 1
RISOLUZIONE SULLA LINGUA DEI SEGNI DEI SORDI

Il Parlamento Europeo

- Vista la sua risoluzione del 13 novembre 1985 sull'Europa dei cittadini,
- Viste la comunicazione della Commissione al Consiglio del 29 ottobre 1981 sull'integrazione sociale dei minorati e la risoluzione del Consiglio del 21 dicembre 1981 sullo stesso argomento,
- Viste le proposte di risoluzione presentate dagli on.li Kuijpers e Vandemeulebroucke sull'informazione delle lingue dei segni per i sordi (doc. B2-767/85) e dagli on.li Chiabrando e altri sulle trasmissioni televisive per sordomuti (doc. B2-1192/85),
- vista la relazione della Commissione per la gioventù, la cultura, l'istruzione, l'informazione e lo sport (doc. A2-302/87),

A. considerando che **nella Comunità Europea mezzo milione di persone sono completamente sorde** e che un numero ben più grande ha difficoltà di udito,

B. considerando che la maggior parte dei sordi non riuscirà mai a padroneggiare perfettamente il linguaggio parlato,

C. ricordando che **la lingua dei segni**, che **può essere a buon diritto considerato un linguaggio** a tutti gli effetti, è quella preferita se non l'unica usata dalla maggior parte dei sordi,

D. **riconoscendo che la lingua dei segni e i suoi interpreti sono uno dei mezzi mediante i quali i sordi accedono alle informazioni necessarie alla vita quotidiana come pure per la lettura e per la comprensione della televisione,**

E. desiderando promuovere l'integrazione dei sordi nella società degli udenti, a condizioni per loro eque,

F. riconoscendo il grande contributo dato dalla Federazione mondiale dei sordi (FMS) nel corso dei passati decenni per migliorare la situazione delle persone sorde ed esprimendo il proprio compiacimento per la creazione di un Segre_ tariato regionale competente per i paesi della Comunità Europea,

Riconoscimento e diritto all'uso della lingua dei segni

1. si compiace dell'interesse manifestato e degli aiuti forniti a tutt'oggi dalla Commissione alle organizzazioni che rappresentano i non udenti nella Comunità;

2. **invita la Commissione a presentare una proposta al Consiglio relativa al riconoscimento ufficiale in ogni Stato membro della lingua dei segni usata dai sordi;**
3. **invita gli Stati membri ad abolire gli ostacoli che ancora si frappongono all'uso della lingua dei segni;**

Interpretazione della lingua dei segni

4. sottolinea che è importante riconoscere come professione l'interpretazione della lingua dei segni e istituire una formazione a tempo pieno per interpreti di lingua dei segni, nonché programmi occupazionali in ogni Stato membro sotto la responsabilità delle Associazioni nazionali dei sordi;
5. sollecita gli Stati membri a sottoporre, di concerto con il Segretariato regionale europeo della Federazione mondiale dei sordi (FMS), progetti miranti alla formazione di un numero sufficiente di insegnanti, assistenti e interpreti di lingua dei segni sovvenzionati dal Fondo sociale europeo;
6. invita le istituzioni comunitarie a dare il buon esempio mettendo a disposizione, come questione di principio, l'interpretazione della lingua dei segni durante le riunioni organizzate sotto il loro auspicio e alle quali partecipano i sordi;

Lingua dei segni e televisione

7. invita le autorità competenti per le trasmissioni televisive a includere la traduzione nella lingua dei segni, o almeno la sottotitolazione per i telegiornali, i programmi d'interesse politico e, nella misura del possibile, per una selezione di programmi d'interesse culturale e generale; sollecita inoltre le autorità televisive a determinare, di concerto con il Segretariato generale europeo per i sordi e con l'Unione europea di radiodiffusione, livelli quantitativi minimi sia per l'interpretazione nella lingua dei segni o per la sottotitolazione dei programmi che si rivolgono rispettivamente ad adulti e bambini che per il teletesto;
8. sollecita gli Stati membri ad assicurare che tutte le circolari governative pertinenti in materia di assistenza sociale, salute e occupazione siano trasmesse in video, usando la lingua dei segni, ad uso delle comunità dei non udenti;
9. invita la Commissione a sostenere la ricerca dei servizi televisivi per i sordi;

Insegnamento della lingua dei segni agli udenti

10. invita gli Stati membri ad appoggiare, in cooperazione con la Commissione, progetti pilota miranti all'insegnamento della lingua dei segni a bambini e adulti udenti utilizzando persone sorde preparate per questo scopo, nonché la ricerca in tale settore;

Dizionari di lingua dei segni

11. sollecita gli Stati membri a promuovere la pubblicazione di dizionari aggiornati delle rispettive lingue dei segni nazionali, nonché la ricerca in tale settore; invita la Commissione a favorire tali attività e a promuovere, a tempo debito, l'elaborazione di dizionari multilingue delle lingue dei segni usate nella Comunità;

Scambi linguistici

12. invita la Commissione a esaminare al momento opportuno, quale sia il modo migliore per realizzare degli scambi a livello comunitario tra gli esperti nei linguaggi e nelle culture dei segni dei rispettivi Paesi;

Aspetti istituzionali e finanziari

13. ritiene essenziale che i sordi siano completamente coinvolti nella definizione della politica per i non udenti a livello nazionale e comunitario, in particolare attraverso il Segretariato regionale europeo della Federazione mondiale dei sordi;

14. chiede che nel bilancio comunitario sia prevista una dotazione più generosa per lo sviluppo di servizi a favore dei sordi negli Stati membri;

15. incarica il suo Presidente di trasmettere la presente risoluzione al Consiglio, alla Commissione, agli Stati membri, al Segretariato generale europeo della Fondazione mondiale dei sordi e all'Unione europea di radiodiffusione.

All. 2
DICHIARAZIONE DEI DIRITTI DELLE PERSONE CON MINORAZIONI UDITIVE

UNESCO, *Parigi, 5. 7. agosto 1971*
(Federazione mondiale dei sordi)

Introduzione

1) CONSIDERATO che, nella Dichiarazione universale dei diritti dell'uomo, i popoli delle Nazioni Unite hanno proclamato l'uguaglianza e la inalienabilità dei diritti di tutti i membri della famiglia umana quale fondamento della libertà, della giustizia e della pace nel mondo;

2) CONSIDERATO che nello stesso documento i popoli delle Nazioni Unite hanno riaffermato la loro fede nei diritti fondamentali dell'uomo, nella dignità e nel valore della persona umana garantendo a ogni individuo uguaglianza in libertà, dignità e diritti, nonché l'assistenza medica, l'istruzione gratuita, la libera scelta della professione e dell'impiego, la libertà di associazione;

3) CONSIDERATI i principi enunciati nella dichiarazione delle Nazioni Unite su "i diritti dei fanciulli", i documenti dell'OMS e del BIT inerenti alla riabilitazione dei minorati e dell'UNESCO riguardo all'educazione speciale e all'educazione permanente;

4) CONSIDERATO che i diritti umani riconosciuti universalmente debbono venire universalmente applicati e che quindi le persone con minorazioni uditive nel mondo intero hanno gli stessi diritti degli altri membri;

5) CONSIDERATO che i minorati uditivi idiopatici hanno una minorazione esclusivamente sensoriale senza implicazioni di natura psichica e che attraverso una idonea istruzione possono venire totalmente riabilitati e svolgere nella comunità un ruolo pari agli altri membri, mentre se lasciati privi d'istruzione e quindi nell'impossibilità d'intrattenere relazioni umane subiscono turbe psichiche e sono costretti a condurre una vita vegetativa priva di ogni interesse e contraria ai principi enunciati nella dichiarazione dei diritti dell'uomo;

6) CONSIDERATA la necessità di precisare i diritti umani basilari delle persone minorate dell'udito, e di richiamare solennemente sopra di esse l'attenzione dei governi, delle Nazioni Unite e agenzie specializzate, delle organizzazioni internazionali non governative, delle istituzioni, enti e associazioni che operano nel settore della riabilitazione e dell'inserimento sociale dei sordi, affinché le affermazioni di principio dei documenti internazionali citati possano trasformarsi, anche per i sordi, in realtà vive e operanti,

L'ASSEMBLEA GENERALE E IL VI CONGRESSO DELLA FMS

Proclamano

art. 1

Le persone sorde debbono poter godere effetivamente degli stessi diritti universali riconosciuti agli altri membri della dichiarazione universale dei diritti dell'uomo, da quella dei diritti del fanciullo e dai documenti approvati dalle Assemblee generali dell'OMS, dell'UNESCO e dell'OIT;

art. 2

Debbono essere prese, sia in campo internazionale, sia in campo nazionale, adeguate urgenti misure atte a consentire un trattamento moderno dei problemi afferenti la sordità, rimuovendo le superate opinioni sulle possibilità limitate delle persone sorde che trovano fondamento su vecchie attitudini dovute a prevenzioni e pregiudizi dimostratisi errati;

art. 3

Perché i sordi possano effettivamente godere in uguale misura dei diritti degli altri cittadini, è necessario che le comunità provvedano con leggi o altre misure previste da questa dichiarazione a proteggere i diritti delle persone minorate dell'udito per condurre a termine gli scopi della complessa riabilitazione e integrazione nel sistema della società;

art. 4

a) I giovani minorati dell'udito debbono beneficiare della sicurezza sociale, secondo speciali criteri, di diagnosi precoce polispecialistica, di scuole speciali, di apparecchi gratuiti di protesi acustica, del libero orientamento professionale e scolastico, di speciali istituti professionali e superiori,

b) la qualità e la priorità dell'educazione e dell'istruzione per i bimbi sordi debbono essere garantite e accordate in termini uguali a quelli assicurati alla popolazione in generale,

c) deve essere assicurata la libertà di sperimentazione di tutti i metodi e sistemi educativi. I genitori e le associazioni dei sordi debbono concorrere all'opera di istruzione e di educazione;

art. 5

a) Le comunità, con la collaborazione e con l'aiuto delle associazioni nazionali dei minorati dell'udito, debbono intraprendere i passi necessari a fare sforzi adeguati al fine di realizzare i legittimi desideri e gli scopi delle persone sorde, per la loro effettiva indipendenza dalla società con parità di diritti e doveri con gli altri membri,

b) debbono elaborare, in armonia con questi principi, programmi specifici e adeguati, secondo le condizioni sociali ed economiche delle rispettive comunità;

art. 6

È necessario assicurare un lavoro idoneo e di soddisfazione personale ai minorati dell'udito, scelto liberamente fra le 1260 professioni e mestieri per svolgere i quali è necessario il senso dell'udito;

art. 7

È necessario assicurare, in particolare, alla persona sorda le possibilità di comunicazione, abbattendo le barriere che vi si frappongono, sia tramite l'istruzione permanente e, ove possibile, i sussidi acustici, sia tramite idonei adattamenti di sussidi grafici e visivi, sottotitolazione di film e trasmissioni TV e servizi di interpretariato del linguaggio gestuale e della dattilologia. Nel contempo è necessario rimuovere le prevenzioni esistenti nella scuola verso il linguaggio dei gesti;

art. 8

a) Per assicurare alle persone con minorazioni uditive un'adeguata opera riabilitativa, è necessario che le comunità riconoscano le organizzazioni nazionali dei minorati dell'udito quali strumenti fondamentali di rappresentanza dei diritti dei sordi dove confluiscono esperienze familiari, di istruzione, di formazione professionale, di vita comunitaria e sociale, di istruzione permanente e d'impiego di tempo libero delle persone minorate dell'udito,

b) devono essere assicurati alle associazioni i riconoscimenti giuridici, gli strumenti e i mezzi necessari perché possano provvedere all'assistenza morale e materiale nelle comunità in cui vivono e lavorano i minorati dell'udito, al fine di condurre a termine le loro aspirazioni e il loro lavoro in un clima di serenità rendendosi utili con l'offrire alla società i loro talenti e le loro esperienze;

art. 9

a) È necessario che le comunità assicurino adeguati strumenti per l'organizzazione di idonei istituti e scuole per la preparazione del personale scientifico e di quello specializzato per la diagnosi, la terapia, l'istruzione culturale e professionale, l'istruzione permanente, l'applicazione e l'uso dei sussidi acustici e visivi e l'interpretariato gestuale,

b) è necessario, altresì, che i governi e le organizzazioni internazionali provvedano contemporaneamente ad assicurare uno scambio costante di esperienze, informazioni e innovazioni scientifiche,

c) a tal fine la FMS, raggruppando le associazioni nazionali dei minorati dell'udito e i maggiori esperti nel campo della riabilitazione e sicurezza di queste persone nel mondo intero, è impegnata a sviluppare e offrire la propria collaborazione e consultazione per i problemi di studio, ricerca e scambio.

La FMS è impegnata a proseguire nell'iniziativa dell'istituzione dell'Istituto internazionale sulla sordità.

All. 3
RISOLUZIONE DI SALAMANCA E QUADRO D'AZIONE PER I BISOGNI EDUCATIVI SPECIALI

I rappresentanti di 92 governi e 25 organizzazioni internazionali si riunirono dal 7 al 10 giugno a Salamanca (Spagna) con l'obiettivo di promuovere cambiamenti politici essenziali per favorire l'educazione e l'integrazione dei bambini disabili. La conferenza organizzata dal governo spagnolo in collaborazione con l'Unesco ha adottato la Dichiarazione di Salamanca e il quadro di azione per i bisogni educativi speciali, di cui riportiamo l'art. 21[1]:
"Le politiche educative devono tener conto delle differenze individuali e delle diversità delle situazioni. L'importanza del linguaggio dei segni come mezzo di comunicazione per i sordi ad esempio, dovrà essere riconosciuta e bisognerà assicurare l'accesso di tutti i sordi all'istruzione per mezzo di questo linguaggio. In considerazione dei bisogni particolari delle persone sorde in materia di comunicazione, può essere più appropriato provvedere alla loro istruzione in scuole specializzate o in classi o unità speciali in seno a istituti ordinari".

All. 4
XIII CONGRESSO MONDIALE DEI SORDI

Dal 25 al 31 luglio 1999 a Brisbane (Australia) si è svolto il XIII Congresso mondiale dei sordi, dal tema: "Diversità e unità"[2]. Il programma si è aperto con la dichiarazione: "La comunità sorda è una comunità mondiale, composta di molti paesi, di differenti razze, culture, sessualità e religioni, ma c'è un elemento in comune che ci unisce: siamo tutti sordi che condividono la cultura e esperienza sorda". Nell'ambito dell'assemblea sono stati presentati i piani di intervento, dal titolo "La parità dei diritti è alla base della qualità della vita", da portare avanti nei prossimi quattro anni fino al Congresso che si terrà a Montreal nel 2003.
Riportiamo qui la risoluzione finale:

La Federazione mondiale dei sordi riconferma il suo impegno per la conquista dei diritti umani e l'autodeterminazione di tutte le persone sorde, conformemente alla dichiarazione dei diritti umani delle Nazioni Unite.
Affinché le persone sorde possano conquistare pienamente questi diritti umani il XIII Congresso mondiale della Federazione mondiale dei sordi presenta le seguenti risoluzioni:

Riconferma la posizione delle persone sorde come **minoranza linguistica e culturale con diritto alla propria lingua dei segni nativa come madrelingua.**

[1] Il testo integrale è reperibile presso la biblioteca dell'ENS di Roma.
[2] Il testo completo dei lavori si trova in Garrone C. e Fontana S. (trad. a cura di), *XIII Congresso mondiale dei sordi "Diversità e unità". Risoluzioni e rapporti delle Commissioni*, Ente Nazionale Sordomuti Centro Documentazione V. Ieralla. Roma 1999

Riconferma il diritto dei bambini sordi **all'educazione bilingue** in lingua scritta e in lingua dei segni.

Riconosce che i progressi dell'era dell'informazione nel campo tecnologico e biologico stanno determinando dei drammatici cambiamenti nella comunità dei sordi di tutto il mondo. **L'accesso totale e paritario alla tecnologia disponibile alla maggioranza della società è una prerogativa importante per il raggiungimento delle pari opportunità** in tutte le situazioni della vita.

Riconferma le capacità e i diritti delle persone sorde ad avere una vita qualitativamente dignitosa e l'autodeterminazione economica attraverso l'accesso paritario alle opportunità di lavoro.

Riconosce la diversità sociale, etnica, di religione, di sesso, economica e politica nella comunità dei sordi.

Si oppone alla violazione dei diritti umani e linguistici delle persone sorde ancora diffusa in tutto il mondo.

Condanna fortemente la ricerca genetica che mira alla eliminazione delle persone sorde dalla razza umana.

Si incoraggia l'ulteriore ricerca sui valori e sulle convinzioni principali della comunità dei sordi, dato che essi evolvono secondo i cambiamenti che hanno luogo, in modo da assicurare che le persone sorde siano in grado di dominare e adattare a proprio vantaggio gli effetti dei cambiamenti tecnologici nelle loro comunità.

È anche indispensabile la ricerca sull'impatto che tali tecnologie hanno sull'interpretariato sulla lingua dei segni, sull'istruzione, sulla salute e sulle lingue dei segni. I paesi sviluppati devono lavorare in parternariato con i paesi in via di sviluppo per assisterli nell'accesso a queste tecnologie e ad altre risorse per garantire concretamente i diritti umani.

All. 5

LA CONVENZIONE DELL'ONU SULLA DISABILITÀ

Il 13 dicembre 2006 la "*Convenzione per la Protezione e la Promozione dei Diritti delle Persone con Disabilità*" è stata approvata dall'Assemblea Generale delle Nazioni Unite (ONU). Il 30 febbraio 2007 i rappresentanti dei governi hanno firmato la Convenzione a New York. Questa firma segna l'inizio di un dibattito politico su questa convenzione e sulle sue implicazioni politiche per le 192 nazioni che sono state favorevoli alla sua creazione[3]. Il risultato di questo processo politico porterà, in ognuna di queste nazioni alla ratifica da parte dell'organo legislativo (nei paesi democratici, dal Parlamento) o alla sua non ratifica. Una non ratifica sarebbe un comportamento contraddittorio al precedente supporto a favore della creazione della convenzione espresso dal governo dello stesso paese.

Articolo 1
Scopo

1. Scopo della presente Convenzione è promuovere, proteggere e assicurare il pieno ed uguale godimento di tutti i diritti umani e di tutte le libertà fondamentali da parte delle persone con disabilità, e promuovere il rispetto per la loro inerente dignità.
2. Le persone con disabilità includono quanti hanno minorazioni fisiche, mentali, intellettuali o sensoriali a lungo termine che in interazione con varie barriere possono impedire la loro piena ed effettiva partecipazione nella società su una base di eguaglianza con gli altri.

Articolo 2
Definizioni

Ai fini della presente Convenzione:

"Comunicazione" comprende lingue, visualizzazioni di testi, Braille, comunicazione tattile, stampa a grandi caratteri, le fonti multimediali accessibili così come scritti, audio, linguaggio semplice, il lettore umano, le modalità, i

[3] Afghanistan, Algeria, Andorra, Argentina, Austria, Bahrain, Bangladesh, Barbados, Belgio, Bosnia-Erzegovina, Brasile, Burkina Faso, Burundi, Cambogia, Cile, Cina, Comore, Costa Rica, Croazia, Cuba, Repubblica Ceca, Danimarca, Gibuti, Repubblica Domenicana, Ecuador, Egitto, El Salvador, Eritrea, Etiopia, Finlandia, Francia, Germania, Ghana, Grecia, Guatemala, Haiti, Ungheria, Islanda, India, Indonesia, Iran, Iraq, Irlanda, Italia, Giordania, Kuwait, Libano, Libia, Liechtenstein, Lussemburgo, Madagascar, Malaysia, Mali, Malta, Mauritania, Mauritius, Messico, Monaco, Marocco, Namibia, Nepal, Paesi Bassi, Nuova Zelanda, Norvegia, Oman, Pakistan, Panama, Paraguay, Perù, Filippine, Polonia, Portogallo, Qatar, Federazione Russa, San Marino, Arabia Saudita, Senegal, Singapore, Slovacchia, Slovenia, Somalia, Sud Africa, Spagna, Sudan, Swaziland, Svezia, Svizzera, Siria, Thailandia, Trinidad e Tobago, Tunisia, Turchia, Uganda, Emirati Arabi Uniti, Regno Unito di Gran Bretagna ed Irlanda del Nord, Repubblica Unita di Tanzania, Uruguay, Venezuela (Repubblica Boliveriana di), Vietnam, Yemen, Zambia, Zimbabwe.

mezzi e i formati comunicativi alternativi e accrescitivi, comprese le tecnologie accessibili della comunicazione e dell'informazione;
"Il linguaggio" comprende le lingue parlate ed il linguaggio dei segni, come pure altre forme di espressione non verbale;
"Discriminazione sulla base della disabilità" indica qualsivoglia distinzione, esclusione o restrizione sulla base della disabilità che abbia lo scopo o l'effetto di pregiudicare o annullare il riconoscimento, il godimento e l'esercizio, su base di eguaglianza con gli altri, di tutti i diritti umani e delle libertà fondamentali in campo politico, economico, sociale, culturale, civile o in qualsiasi altro campo. Essa include ogni forma di discriminazione, compreso il rifiuto di un accomodamento ragionevole;
"Accomodamento ragionevole" indica le modifiche e gli adattamenti necessari e appropriati che non impongano un carico sproporzionato o eccessivo, ove ve ne sia necessità in casi particolari, per assicurare alle persone con disabilità il godimento e l'esercizio, su base di eguaglianza con gli altri, di tutti i diritti umani e libertà fondamentali;
"Progettazione universale" indica la progettazione (e realizzazione) di prodotti, ambienti, programmi e servizi utilizzabili da tutte le persone, nella misura più estesa possibile, senza il bisogno di adattamenti o di progettazioni specializzate. "Progettazione universale" non esclude dispositivi di ausilio per particolari gruppi di persone con disabilità ove siano necessari.

Articolo 3
Principi generali

I principi della presente Convenzione sono:
(a) Il rispetto per la dignità intrinseca, l'autonomia individuale - compresa la libertà di compiere le proprie scelte - e l'indipendenza delle persone;
(b) La non-discriminazione;
(c) La piena ed effettiva partecipazione e inclusione all'interno della società;
(d) Il rispetto per la differenza e l'accettazione delle persone con disabilità come parte della diversità umana e dell'umanità stessa;
(e) La parità di opportunità;
(f) L'accessibilità;
(g) La parità tra uomini e donne;
(h) Il rispetto per lo sviluppo delle capacità dei bambini con disabilità e il rispetto per il diritto dei bambini con disabilità a preservare la propria identità.

Il testo originale della convenzione (in Inglese) è disponibile in
http://untreaty.un.org/English/notpubl/IV_15_english.pdf oppure in
http://www.un.org/esa/socdev/enable/rights/convtexte.htm

Fatti e opinioni
Viaggio nella città invisibile

Questo testo è stato scritto dagli organizzatori del II Convegno nazionale sulla lingua dei segni italiana (Genova, settembre 1998) nell'ambito del materiale informativo.

Che cosa è la "città invisibile"?
È la comunità dei sordi.

Perché invisibile?
Perché la sordità non si vede.

Ma la lingua dei segni, che voi usate, è visibile a tutti?
È visibile per chi la vuole vedere. Ma poiché molti, ancora oggi, chiudono gli occhi e la rifiutano, le nostre mani che segnano sono, di fatto, rese invisibili da loro.

Quale è lo scopo del vostro viaggio nella "città invisibile"?
Farla conoscere a tutti e quindi renderla, finalmente, visibile. Di conseguenza, per noi, più vivibile: vogliamo essere accettati per quello che siamo, una minoranza culturale e linguistica.

In che senso accettati?
Senza pregiudizi.

Mi faccia un esempio.
Esiste da tempo il pregiudizio, diffusissimo, che un sordo debba essere necessariamente anche muto. Il che non è vero. I sordi hanno la voce, ma hanno difficoltà a controllarla e, quindi, a usarla per parlare. Un altro grave pregiudizio è la sottovalutazione della nostra difficoltà a capire chi parla.

E la labiolettura?
Leggere sulle labbra è un aiuto, ma ha enormi limiti oggettivi. Tutto il nostro rapporto con la lingua parlata è innaturale. Possibile, ma non spontaneo. Lei immagini di guidare un'automobile che abbia solo la retromarcia: che è, appunto, una guida innaturale. Oppure immagini di dover camminare sulle mani. È vero che, a marcia indietro, o camminando sulle mani, si può anche

fare il giro del mondo. E come no? Però ci provi. E poi mi dica dove è arrivato. A che punto si è fermato.

Torniamo al "viaggio nella città invisibile". Si diceva, perché tutti la conoscano...
La conoscenza promuove la **comunicazione**. È dunque il modo migliore per gettare un ponte fra noi e la città visibile, che raffigura il mondo degli udenti. Quel ponte si chiama bilinguismo: apprendimento, da parte dei sordi, sia della lingua dei segni sia di quella parlata. Ripeto però che, per i sordi, **la lingua naturale è quella segnata**: e deve avere la priorità perché è la più idonea a consentire il loro pieno sviluppo mentale e creativo. Privare il bambino sordo di questo strumento è una condanna, spesso inconsapevole, ma spietata. Specie quando si fonda su un calcolo egoistico degli altri, in base al quale, meglio il bambino parlerà, meno si sentirà sordo.

Perché egoistico? Se un genitore...
L'ideale per noi non è riuscire a sembrare udenti. Perché dovremmo? Non lo siamo. Se un genitore si vergogna della sordità del figlio, o rifiuta di accettarla, è dentro di lui che qualcosa non va. Noi vogliamo semplicemente vivere come tutti la nostra vita. Anche di relazione, con l'esterno, certo. Perciò è importante costruire quel ponte.

Per saperne di più

Balit V., Maragna S., Zatini F. (a cura di), *Conoscere la sordità. I sordi e l'ENS*, Ente Nazionale Sordomuti Centro Documentazioni V. Ieralla, Roma, 1998

Balit V., Maragna S., Zatini F. (a cura di), *Conoscere la sordità. L'unione europea dei sordi*, Ente Nazionale Sordomuti Centro Documentazioni V. Ieralla, Roma, 1998

Garrone C. e Fontana S. (trad. a cura di), *XIII Congresso mondiale dei sordi. Diversità e unità*, Roma, Ente Nazionale Sordomuti Centro Documentazioni V. Ieralla, Roma, 1999

Mancini A. e Zamaro N. (a cura di), *Le organizzazioni di volontariato in Italia*, Roma, 1999

Marziale B. e Maragna S., *I diritti dei sordi* Franco Angeli, Milano (in stampa)

Ministero Pubblica Istruzione, *Dati sugli studenti disabili integrati*, Ufficio studi e programmazione, Roma

Stevens H. *Una sintesi delle relazioni finali dei comitati nazionali*, Ente Nazionale Sordomuti - Centro Nazionale "V. Ieralla", Roma, 1997

Bibliografia

AA. VV., *Invalidità civile aspetti giuridici e operativi*, INAS-CISL, Roma, 1993

AA. VV., *Metodi di valutazione scolastica*, Università di Roma "La Sapienza", Dipartimento di Scienze dell'Educazione, Corso di perfezionamento, Anno 1986-87, Giunti e Lisciani, Teramo, 1987

Anselmo G., "Il sordo adulto modello per i bambini sordi" in Domini M., Di Silvio M. e M. (a cura di), *Atti Convegno Il sordo nella scuola ordinaria. Problemi e prospettive nella sua educazione e istruzione*, Milano, 26 Ottobre 2002, Sezione Provinciale ENS di Milano, 2005, pp. 43-50

Ardito B., *Giochi di segni e di parole. Un manuale per leggere e scrivere con bambini sordi e udenti dai 3 ai 7 anni*, Franco Angeli, Milano, 1998

Ardito B. e Mignosi E., *Vivo una favola e imparo le lingue. Come giocare a parlare con i bambini sordi e non*, La Nuova Italia, Firenze, 1995

Ardito B., Caselli M.C., Ossella T., Pizzuto E., "La valutazione del bambino in età prescolare e indicazioni per l'intervento" in Frasson S. e Lena L. (a cura di), *Diagnosi precoce e prevenzione dei disturbi del linguaggio e della comunicazione*, Del Cerro, Tirrenia (Pisa), 1997

Ardito B., Puglielli A.M., Somma A., Volterra V., "Leggere e scrivere con bambini sordi e udenti nella scuola dell'infanzia", *L'Educatore*, 46(5), 1998, pp. 5-14

Arfè B., "La produzione del testo in persone sorde: aspetti linguistici e cognitivi del processo di scrittura", *Psicologia clinica dello sviluppo*, anno VII, n. 1, 2003, pp. 7-27

Bagnara C., "L'educazione del bambino sordo in casa con la collaborazione della famiglia e di educatori sordi" in Caselli M.C. e Corazza S. (a cura di),

LIS. Studi, esperienze e ricerche sulla Lingua dei Segni in Italia, Del Cerro, Tirrenia (Pisa), 1997

Bagnara C., "Qual è l'obiettivo dell'educatore sordo", in Bagnara C., Chiappini P., Conte M.P. e Ott M. (a cura di), *Viaggio nella città invisibile. Atti del 2° Convegno nazionale sulla Lingua Italiana dei Segni*, Genova, 25-27 settembre 1998, Edizioni del Cerro, Pisa, 2000, pp. 201-207

Bagnara C., Corazza S., Fontana S. e Zuccalà A., "Dall'Invisibile al visibile", *Atti del 3° Convegno Nazionale LIS*, 9-10-11 Marzo 2007, Verona – ENS (in stampa)

Balit V., Maragna, S., Zatini F. (a cura di), *Conoscere la sordità. La comunicazione*, Ente Nazionale Sordomuti Centro Documentazione V. Ieralla, Roma, 1998

Balit V., Maragna, S., Zatini F. (a cura di), *Conoscere la sordità. La scuola oggi e domani*, Ente Nazionale Sordomuti Centro Documentazione V. Ieralla, Roma, 1998

Balit V., Maragna, S., Zatini F. (a cura di), *Conoscere la sordità. I sordi e l'ENS*, Ente Nazionale Sordomuti Centro Documentazione V. Ieralla, Roma, 1998

Balit V., Maragna, S., Zatini F. (a cura di), *Conoscere la sordità. L'Unione europea dei sordi*, Ente Nazionale Sordomuti Centro Documentazione V. Ieralla, Roma, 1998

Barbieri M.S., Devescovi A. e Bonardi P., "L'interazione verbale tra bambini ed educatrice durante il racconto di una storia" in Mantovani S. e Musatti T. (a cura di), *Tra adulto e bambini: educare a comunicare*, Yuvenilia, Milano, 1984

Battaglia G. e Carli F., "Il bilinguismo nella didattica dei sordi", *Voci Silenzi Pensieri*, 27, 1992, pp. 9-11

Belfiore M., Piccinini A., Rossini P., Santarelli B. e Zuccotti L., "Esperienze di bilinguismo in una scuola elementare" in Caselli M.C. e Corazza S. (a cura di), *LIS. Studi, esperienze e ricerche sulla Lingua dei Segni in Italia*, Del Cerro, Tirrenia (Pisa), 1997

Benassi R. e Grando L., "La sottotitolazione nella didattica dei sordi. Progetto per un iter educativo alternativo", *Scuola e Didattica*, 15, 1992, pp. 70-71

Beronesi S., "Il LOGO uno strumento delle abilità logico-matematiche", *Golem*, 1994, pp. 16-19

Bertocchi D., Brasca L., Lugarini E. e Ravizza G., *L'italiano a scuola*, La Nuova Italia, Firenze, 1990

Beronesi S., Massoni P., Ossella T., *L'italiano segnato esatto nell'educazione bimodale del bambino sordo*, Omega, Torino, 1991

Bettini V. e Battista C., *Talking hands. A Basic English Course for Deaf and Hard-of-Hearing Learners*, Zanichelli, Bologna, 1999

Bianchi L., "Interfacce digitali nella comunicazione scritta delle persone sorde", *Tesi di Laurea*, Università La Sapienza, Facoltà di Sociologia, Corso di laurea in Scienze della Comunicazione, 2000-2001, (Prof. Alberto Abruzzese)

Bianchi L., "L'accessibilità Web per gli utenti sordi", in Scano R. (a cura di), *Accessibilità: dalla teoria alla realtà*, Associazione IWA Italy, Lido di Venezia, 2004, pp. 491-516

Bigi A. e Carlesi E., "Profilo professionale dell'assistente alla comunicazione scolastica: formazione ed aspetti fondamentali della sua professionalità. Problematiche attinenti questa figura", in Bagnara C., Chiappini P., Conte M.P. e Ott M. (a cura di), *Viaggio nella città invisibile. Atti del 2° Convegno nazionale sulla Lingua Italiana dei Segni*, Genova, 25-27 settembre 1998. Edizioni del Cerro, Pisam 2000, pp. 208-217

Bonet J.P., *Reducción de las letras y arte para enseñar a hablar a los mudos*, Abarca de Angulo, Madrid, 1620

Bonvini P., "Gli studenti sordi nell'università", *Tesi di Laurea in Psicologia di sviluppo*, Università degli Studi di Roma 'La Sapienza, Facoltà di Psicologia 1999-2000 (Prof. A. Devescovi)

Bortolini U., "Conoscenza metafonologica e alfabetizzazione" in Brunati E. et al. (a cura di), *Le parole sono fatte di matita*, Ibis, Como-Pavia, 1995

Bortolini U., "Lo sviluppo fonologico" in Sabbadini G. (a cura di), *Manuale di neuropsicologia dell'età evolutiva*, Zanichelli, Bologna, 1995

Bosco E., "Aspetti psicologici e relazionale del bambino e dell'adolescente sordo", relazione del seminario, Istituto di Psicologia del C.N.R, Roma, 1993

Bosi R., Cafasso R., Caselli M.C., "Rischi psicologici in adolescenti sordi e nelle loro famiglie" in D'Alessio M., Ricci Bitti P.E. e Villone Bettocchi G. (a cura di), *Gli indicatori psicologici e sociali del rischio*, Gnocchi, Napoli, 1995

Bosi R. e Cafasso B.,"La scelta del segno di genitori sordi e udenti nell'educazione e nella vita di un figlio sordo" in Caselli M.C. e Corazza S. (a cura di), *LIS. Studi, esperienze e ricerche sulla Lingua dei Segni in Italia*, Del Cerro, Tirrenia (Pisa), 1997

Breda M.G. e Santanera F., *Handicap: oltre la Legge-quadro*, UTET, Torino, 1995

Cameracanna E. e Franchi M.L., "Difficoltà di traduzione in contesti diversi" in Caselli M.C. e Corazza S., *LIS Studi, esperienze, ricerche sulla lingua dei segni in Italia*, Del Cerro, Tirrenia (Pisa), 1997

Cantagalli C., "La storia dell'educazione dei sordi tra metodo orale e metodo segnino", *L'Educazione dei Sordi*, 1, 2002, pp. 19-28

Capirci O., Cattani A., Rossini P. e Volterra V., "La Lingua dei Segni come seconda lingua nella scuola elementare", *Psicologia clinica dello sviluppo*, 2, 1997, pp. 301-311

Capirci O., Iverson, M.J., Montanari S. e Volterra V., "Gestures, sign, and words in early language development: the role of linguistic input", *Bilingualism, Language, and Cognition*, 5 (1), 2002, pp. 25-37

Capirci O. e Rossini P., "L'educatore sordo: verso una nuova figura professionale" in S. Carestia (a cura di), *Horizon - Il Progetto "EFFATA"*. AS.SO. RI., Foggia, 2000, pp. 153-178

Capirci O., Pirchio S. e Soldani R., "Interazione tra genitori e figli sordi in una situazione di gioco: analisi delle modalità e delle funzioni comunicative", *Psicologia Clinica dello Sviluppo*, in stampa

Carli F., "Esperienze di bilinguismo con bambini e ragazzi sordi nella scuola", relazione del seminario, Istituto di Psicologia del C.N.R, Roma, 1993

Carli F., "Il bilinguismo nella didattica dei sordi: una esperienza con un adolescente" in Caselli M.C. e Corazza S. (a cura di), *LIS. Studi, esperienze e ricerche sulla Lingua dei Segni in Italia*, Del Cerro, Tirrenia (Pisa), 1997

Caselli M.C. e Volterra V., "Educazione e didattica per il bambino sordo: Segni e parole" in Albonetti, G. e Pizzuto, E. (a cura di), *Videoatti della Giornata di Studio: Linguaggio e sordità*, Istituto di Psicologia del C.N.R, Roma, 1991

Caselli M.C. e Volterra V., "Gesti, parole e prime combinazioni in bambini con sviluppo tipico e atipico" in Vicari S., Caselli M.C., (a cura di), *I disturbi dello sviluppo. Neuropsicologia clinica e ipotesi riabilitative*, Il Mulino, Bologna, 2002, pp. 41-57

Caselli M.C., Pace C., Massoni P. e Skliar C., "Interazione e comunicazione in bambini sordi al computer" in Pontecorvo C. (a cura di), *Interazione sociale e sviluppo delle conoscenze*, La Nuova Italia, Firenze, 1993

Caselli M.C. e Casadio P., *Il primo vocabolario del bambino. Guida all'uso del questionario Mac Arthur per la valutazione della comunicazione e del linguaggio nel primo anno di vita*, Franco Angeli, Milano, 1995

Caselli M.C. e Corazza S. (a cura di), *LIS. Studi, esperienze e ricerche sulla Lingua dei Segni in Italia*, Del Cerro, Tirrenia (Pisa), 1997

Caselli M.C., Volterra V., D'Amico S., Capirci O., Devescovi A. e Taeschner T., *Prove di valutazione grammaticale dell'italiano scritto,* Organizzazioni speciali, Firenze, 1997

Caselli M.C., Maragna S. e Volterra V., *Linguaggio e sordità. Gesti, segni e parole nello sviluppo e nell'educazione*, Il Mulino, Bologna, 2006

Cataldo G. e Caronna M., *Le voci buie*, Guaraldi, Rimini, 1995

Cavani L. e Moscati I., *Dove siete? Io sono qui*, Marsilio, Venezia, 1993

Celo P., "Uno sguardo storico sulla lingua dei segni italiana" in Dallasta F., *L'istruzione dei sordomuti a Parma nell'Ottocento*, ENS, Parma, 1997

Chiappini G., Conte M.P., Cosma S., De Mola G. e Moraglia E., "L'uso di tecnologie informatiche nella riabilitazione e nell'inserimento scolastico di bambini affetti da sordità" in Susini S. (a cura di), *Informatica, Didattica, e Disabilità. Atti del 1° Convegno Nazionale*, I.R.O.E., C.N.R., Firenze, 1988

Chiappini G., Conte M.P., Cosma S., De Mola G. e Lowemberger F., *Progetto di rete telematica per alunni sordi*, Rapporto tecnico, Istituto di Matematica Applicata del C.N.R, Genova, 1991

Chiri D., "Un esperimento pilota di insegnamento bilingue presso una scuola materna di Cossato" in Caselli M.C. e Corazza S. (a cura di), *LIS. Studi, esperienze e ricerche sulla Lingua dei Segni in Italia*, Del Cerro, Tirrenia (Pisa), 1997

Chiri D. e Lerda M.T., "Un'esperienza di bilinguismo nella scuola materna: rapporti fra logopedia ed educazione", *L'educazione dei Sordi*, 1, 1998, pp. 24-34

Chiri D., "Esperienza nella scuola di Cossato" in Domini M., Di Silvio M. e M. (a cura di), *Atti Convegno Il sordo nella scuola ordinaria. Problemi e prospettive nella sua educazione e istruzione*, Milano, 26 Ottobre 2002, Sezione Provinciale ENS di Milano, 2005, pp. 51- 56

Collu I., e Balit V., *I segni al femminile. Primo rapporto sulla condizione sociale delle donne sorde in Italia*, Franco Angeli, Milano, 1999

Colucci F., "Comunicare oltre le parole. Le istituzioni di fronte alle persone sorde"., *Tesi di laurea*, Università degli Studi di Roma 'La Sapienza' Roma, Facoltà di Scienze della Comunicazione 2004-2005 (Prof.ssa F. Faccioli)

Conte M.P., Pagliari Rampelli L. e Volterra V., "La costruzione del testo scritto nei bambini sordi: storia di un caso" in Orsolini M. e Pontecorvo C. (a cura di), *La costruzione del testo scritto nei bambini*, La Nuova Italia, Firenze, 1991

Conte M.P., "Lingua dei segni e salute mentale" in Caselli M.C. e Corazza S. (a cura di), *LIS. Studi, esperienze e ricerche sulla Lingua dei segni in Italia*, Del Cerro, Tirrenia (Pisa), 1997

Corazza S., "La lingua dei segni nell'educazione dei sordi", *L'educazione dei sordi*, 4, 1991, pp. 311-320

Corazza S., "Storia della Lingua dei Segni nell'educazione dei sordi italiani" in Porcari Li Destri G. e Volterra V. (a cura di), *Passato e Presente: uno sguardo sull'educazione dei sordi in Italia*, Gnocchi, Napoli, 1995

Cottoni G., *L'integrazione nella scuola*, Edizioni Centro di documentazione per l'integrazione scolastica, Parma, 1995

Curtiss S., *Genie: a Psycolinguistic Studies of a Modern Deaf "Wind Child"*, New York: Academic Press, New York, 1977

D'Amico S., *La grammatica dell'italiano e degli adulti sordi. Rapporto tecnico*, Istituto di Psicologia del C.N.R, Roma, 1991

D'Amico, S., "Non sentire i pronomi", *Italiano & oltre*, 1994, 4, pp. 199-205

Dallasta F., *L'istruzione dei sordomuti a Parma nell'Ottocento*, E.N.S, Parma, 1997

De Capua B. e al., "Screening audiologico neonatale con otoemissioni acustiche da transienti (TEOAE): risultati e commenti di un anno di esperienze", *L'Educazione dei sordi*, 1, 1999, p. 9

De Filippis A., *L'impianto cocleare in età pediatrica*, Masson, Milano, 1997

Del Bo M. e Cippone De Filippis A., *La sordità infantile grave. Nuove prospettive mediche e nuovi metodi di rieducazione*, Armando, Roma, 1988

Della Casa M., *Scrivere Testi. Il processo, i problemi educativi, le tecniche*, La Nuova Italia, Firenze, 1994

Degl'Innocenti R. e Ferraris M., *Il computer nell'ora di italiano*, Zanichelli, Bologna, 1988

Devescovi A. e Pizzuto E., "Lo sviluppo grammaticale" in Sabbadini G. (a cura di), *Manuale di neuropsicologia infantile*, Zanichelli, Bologna, 1995

Di Monte C., Foa V. e Pasquotto M., "La nostra esperienza di studenti universitari sordi: aspetti positivi e proposte di miglioramenti" in Domini M., Di Silvio M. e M. (a cura di), *Atti Convegno Il sordo nella scuola ordinaria. Problemi e prospettive nella sua educazione e istruzione*, Milano, 26 Ottobre 2002, Sezione Provinciale ENS di Milano, 2005, pp. 120-127

Di Renzo A., Lamano L., Lucioli T., Pennacchi B., Pizzuto E., Ponzo L. e Rossini P. "Scrivere e trascrivere il discorso segnato: primi risultati da sperimentazioni con il sistema SignWriting" in Fabbretti D. e Tomasuolo E. (a cura di), *Sordità e scrittura*, Roma, 2006, pp. 159-179

Di Renzo A., Lamano L., Lucioli T., Pennacchi B. e Ponzo L. "Italian Sign Language (LIS): can We Write it and Transcribe it with SignWriting?" in Vettori C. (ed), *W15 2nd Workshop on the Representation and Processing of Sign Languages: lexucographic Matters and Didactic Scenarios*, Genova 28 Maggio, LREC, Genova, 2006, pp. 11- 16

Di Rienzo L. e Rosci E., *Nuovi itinerari didattici*, vol. 1, Marino Fabbri, Roma, 1988

Ente Nazionale Sordomuti (a cura di), *La storia dell'Ente Nazionale Sordomuti. Il lungo cammino della comunità sorda italiana.* ENS, Roma, 2004

Fabbretti D., *La scrittura nelle persone sorde*, Età evolutiva, 1995, pp. 58-68

Fabbretti D., *Scrittura e sordità, L'educazione dei sordi*, 3, 1997, pp. 185-206

Fabbretti D. e Romanelli P. *Scrivere all'Università: un progetto per il supporto delle attività di scrittura di studenti universitari, Rassegna di Psicologia*, I, 1999, pp.127-135

Fabbretti D. e Caselli M.C., "Scrivere senza sentire. Analisi delle scritture di bambini sordi di scuola elementare", *Età Evolutiva*, 68, 2001, pp. 72-80

Fabbretti D. e Porcari Li Destri G. "Studenti sordi e Università. Un corso per il supporto delle attività di scrittura", *L'educazione dei Sordi*, 3, 2001, pp. 167-185

Fabbretti D., Tomasuolo E. (a cura di), *Sordità e scrittura*, Carocci Editore, Roma, 2006

Facchini G.M., "Commenti al Congresso di Milano" in Porcari Li Destri G. e Volterra V. (a cura di), *Passato e Presente: uno sguardo sull'educazione dei sordi in Italia*, Gnocchi, Napoli, 1995

Favia M.L, *"Una scuola oltre le parole. Comunicare senza barriere: famiglia e istituzioni di fronte alla sordità"*, Franco Angeli, Milano, 2003

Ferreiro E. e Teberosky A., *La costruzione della lingua scritta nel bambino*, Giunti, Firenze, 1985

Folchi A. e Mereghetti E., "Tre educatori sordi italiani" in Porcari Li Destri G. e Volterra V. (a cura di), *Passato e Presente: uno sguardo sull'educazione dei sordi in Italia*, Gnocchi, Napoli, 1995

Fontana S., "Lingua italiana dei segni e linguaggio verbale nell'interazione tra sordi e udenti, e tra sordi" in Caselli M.C. e Corazza S., *Lis. Studi, esperienze ricerche sulla lingua dei segni in Italia*, Del Cerro, Tirrenia (Pisa), 1997

Fontana S. e Fabbretti D., *Classificazione e analisi delle forme labiali della Lis in storie elicitate, Atti del 2° Convegno Nazionale sulla Lingua dei segni*, Genova, 25-27 settembre 1998, Del Cerro, Tirrenia (Pisa), pp. 112-119

Formisano M., "Il primo contatto con la lingua scritta" in Pontecorvo C., *Una scuola per i bambini*, La Nuova Italia, Firenze, 1990

Franchi M.L., "Il ruolo dell'interpretariato nella scuola e nella società" in *Atti del Convegno Internazionale Aspetti Sociali della Sordità*, Univ. di Roma La Sapienza – Roma Ist. di Clinica O.R.L., 1992

Furth H., *Pensiero senza linguaggio*, Armando, Roma, 1971

Garrone C. e Fontana S. (trad. a cura di), *XIII Congresso mondiale dei sordi "Diversità e unità". Risoluzioni e rapporti delle Commissioni*, Ente Nazionale Sordomuti Centro Documentazione V. Ieralla, Roma, 1999

Giardi G., Sapuppo A. e Tesio E., "Nuove tecnologie come risorsa per i sordi" in Caselli M.C. e Corazza S. (a cura di), *LIS Studi, esperienze e ricerche sulla Lingua dei Segni in Italia*, Del Cerro, Tirrenia (Pisa), 1997

Gibellini L., Lucioli T. e Chiesa A., "Esperienze di bilinguismo nella scuola e in un servizio di riabilitazione", *L'educazione dei Sordi*, 1, 1998, pp. 61-69

Gisoldi L. e Lerda M.T. "Presa in carico logopedica del bambino sordo in età prescolare: un approccio globale" in Caselli M.C., Mariani E. e Pieretti M. (a cura di), *Logopedia in età evolutiva:percorsi di valutazione ed esperienze riabilitative*, Edizioni del Cerro, Tirrenia (Pisa), 2003, pp. 317-347

GLIP Provveditorato agli studi di Roma, *Guida ai servizi per l'integrazione degli alunni disabili*, Lombardi, Roma, 1999

GLIP Provveditorato agli studi di Roma, *L'integrazione scolastica dell'alunno disabile*. Raffronto 1996/97 – 1998/99, Lombardi, Roma, 1999

GLIP Provveditorato agli studi di Roma, *L'integrazione scolastica dell'alunno H. Rapporto sulla scuola elementare*, Lombardi, Roma, 1999

GLIP Provveditorato agli studi di Roma, *L'integrazione scolastica dell'alunno H. Rapporto sulla scuola media*, Lombardi, Roma, 1999

GLIP Provveditorato agli studi di Roma, *L'integrazione scolastica dell'alunno H. Rapporto sulla scuola superiore*, Lombardi, Roma, 1999

Guidi A. e Massi D., *Manuale d'informazione sull'handicap*, Presidenza del Consiglio dei Ministri, Dip. Editoria e Affari Sociali, Roma, 1992

Johnson R.E., Liddell J.K. ed Erting C.J., *Educazione degli studenti sordi. Principi per facilitare l'accesso ai programmi di studio*, Anicia, Roma, 1991

Insolera E., Militano M. G., Radutzky E. e Rossini A. "Pilot Learning Strategies in Step with New Technologies: LIS and Italian in a Bilingual Multimedia Context 'Tell Me a Dictionary'" in Vettori C. (ed), *W15 2nd Workshop on the Representation and Processing of Sign Languages:lexucographic Matters and Didactic Scenarios*, Genova, 28 Maggio, LREC, Genova, 2006, pp. 92-95

Laborit E., *Il grido del gabbiano*, Rizzoli, Milano, 1995

Lamberti M., Sciutto C., Zenoglio E., "Il servizio di assistenza alla comunicazione: l'esperienza nelle scuole genovesi" in Bagnara C., Chiappini P., Conte M.P. e Ott M. (a cura di), *Viaggio nella città invisibile. Atti del 2° Convegno nazionale sulla Lingua Italiana dei Segni*, Genova, 25-27 settembre 1998, Edizioni del Cerro, Pisa, 2000, pp. 222-225

Lane H., *Il ragazzo selvaggio dell'Aveyron*, Piccin, Padova, 1988

Lerda M. T. e Minola, E.; Note metodologiche sull'intervento logopedico nell'ambito dell'educazione bilingue; in Teruggi L. A. (a cura di), *Una scuola, due lingue. L'esperienza di bilinguismo della scuola dell'Infanzia ed Elementare di Cossato*, Franco Angeli, Milano, 2003, pp. 36-53

Lucioli T. e Vasta R. "Gli assistenti alla comunicazione: competenze professionali e ruolo nella classe" in S. Maragna, B. Marziale e F. Zatini (a cura di), *Atti. Giornata di studio con i Direttori Generali Regionali del M.I.U.R.*, 23 e 24 gennaio 2002, pp. 1205-107

Luè M.(a cura di), *Cenni storici dei sordi a Milano*, Sezione Provinciale ENS di Milano, 2003

Luterman D., *Il counseling per i genitori dei bambini sordi*, Edizioni tecniche Amplifon, Milano, 1983

Magno Caldognetto E.,Vagges K., Cosi P., Ferrero F.E., "La lettura labiale: dati sperimentali e problemi teorici", *Atti del IV Convegno Nazionale Informatica Didattica Disabilità*, CNR, Firenze, 1995

Malagoli Togliatti M. e Ardone R., *Adolescenti e genitori. Una relazione affettiva tra potenzialità e rischi*, La Nuova Italia, Firenze, 1993

Maragliano R. e Vertecchi B., *La programmazione didattica*, Editori Riuniti, Roma, 1977

Maragna S. (a cura di), *Gli studenti sordi all'università*, Ente Nazionale Sordomuti Centro Documentazione V. Ieralla, Roma, 1997

Maragna S., "L'istituto dei sordi di Roma: documentazione, formazione aggiornamento" in S. Maragna, Marziale B. e Zatini F. (a cura di), *Atti. Giornata di studio con i Direttori Generali Regionali del M.I.U.R.*, 23 e 24 gennaio 2002, pp. 21-25

Maragna S. (a cura di), *L'istituto Statale dei sordi di Roma*, Kappa, Roma, 2001

Maragna S., *Una scuola oltre le parole. Educare il bambino sordo alla lingua parlata e scritta. Con esempi di unità didattiche*, Franco Angeli, Milano, 2003

Maragna S., D'Amico S., Alleva A., Striano N., "Il ragazzo sordo nella scuola superiore di 2° grado", L'*educazione dei sordi*, 1, 1997, pp. 7-29

Marschark M. "Educare gli studenti sordi: dalla ricerca alla classe" in *Atti del Convegno "L'educazione superiore dei sordi" Scuola secondaria e Università*, Brescia, 19/20 febbraio 2000, Università degli Studi di Brescia, Facoltà di Ingegneria, Pio Istituto Pavoni, Brescia, pp. 55-65

Marschark M., *Il bambino con handicap uditivo e lo sviluppo della sua personalità*, Yuvenilia, Milano, 1995

Parole e Segni nell'educazione dei bambini sordi (in versione DVD), Istituto Statale Sordomuti di Roma, 2006 (v.sito www.istitutosordiroma.it sezione materiale utile)

Marziale B. e Maragna S., *I diritti dei sordi*, Franco Angeli, Milano (in stampa)

Massoni P. e Maragna S., *Manuale di logopedia per bambini sordi*, Franco Angeli, Milano, 1997

Mazzocca M., Manini P. e Mura L. "Giochi-segni-parole. La terapia logopedica e psicomotoria e il riconoscimento della LIS come prima lingua per la persona sorda" in Bagnara C., Chiappini P., Conte M.P. e Ott M. (a cura di), *Viaggio nella città invisibile. Atti del 2° Convegno nazionale sulla Lingua Italiana dei Segni*, Genova, 25-27 settembre 1998, Edizioni del Cerro, Pisa, 2000, pp. 314-316

Mindell E . e Vernon M.C., *Crescono nel silenzio. Il bambino sordo e la sua famiglia*, Ente Nazionale Sordomuti, Roma, 1973

Mininni F. e Montepara. M., "Approccio dei sordomuti all'impianto cocleare" in *Progressi in Audiologia e Vestibologia*, III, 3,1999, pp. 67-74

Molinari L., "La conversazione madre-bambino durante il racconto di una storia illustrata" in Emiliani F., Molinari L. e Gelati M., *Il bambino nella mente e nelle parole delle madri. Gli indicatori soggettivi della qualità della vita infantile*, La Nuova Italia, Firenze, 1989

Montanari S. "Genitori sordi e nascita del primo figlio. Aspetti psicologici e relazionali", *Età evolutiva*, n. 2, 1997, pp. 50-58

Mottez B., "Ostinarsi contro il deficit significa spesso aggravare l'handicap: l'esempio dei sordi" in Montanini M. et al. (a cura di), *Dal gesto al gesto*, Cappelli, Bologna, 1979

Mottinelli M. "La valutazione neuropsicologica dei bambini sordi in età prescolare e scolare", *Tesi di Laurea*, Università degli Studi di Padova, Facoltà di Psicologia, 2003/2004. (Prof.ssa P. S. Bisiacchi)

Orsolini M. e Pontecorvo C. (a cura di), *La costruzione del testo scritto nei bambini*, La Nuova Italia, Firenze, 1991

Orsolini M., Caselli M.C., Pace C. e Massoni P., *Capire le storie senza poterle sentire, Italiano & Oltre*, 7, 1992, pp. 173-179

Pace C., Caselli M.C. e Volterra V., "L'uso di nuove tecnologie e metodologie nell'educazione del bambino sordo", *Atti del Convegno Oltre l'integrazione. Metodologie e tecnologie nell'educazione degli audiolesi*, Tipografia Alto Adige, Bolzano 1993

Pace C., Pontecorvo C., Skliar C. e Volterra V., "Le prime ipotesi dei bambini sordi sulla lingua scritta", *Età evolutiva*, 22, 1994, pp. 22-41

Palmerini C., *Quando la sordità è nei geni*, Le Scienze, 9, 1998, p. 361

Pancalli L., *I diritti del cittadino*, Italedit, Roma, 1994

Perrotta E. "L'assistente alla comunicazione per alunni sordi. Attività. Ruolo e competenze", *La voce silenziosa dell'Istituto dei Sordomuti di Torino*, n. 22, anno VII, 2003, pp. 43-53

Peruzzi A.M., Rossini P., Russo T., Volterra V., "I nomi propri nella LIS ovvero i segni-nome" in Caselli M.C. e Corazza S., *Lis. Studi, esperienze, ricerche sulla Lingua dei segni in Italia*, Del Cerro, Tirrenia (Pisa), 1997, pp. 260-265

Pesci G., *Dalla diagnosi funzionale al piano educativo individualizzato*, Bulzoni, Roma, 1989

Piemontese M.E., "I testi di facile lettura: un optional o una necessità?", *Atti del Convegno Gli studenti sordi all'Università "La Sapienza" di Roma*, Università "La Sapienza", Roma (in stampa)

Pio Istituto Pavoni, *Relazioni del Convegno: L'educazione superiore dei sordi. Scuola secondaria e Università*, Atti del Convegno, Brescia, 19-20 Febbraio 2000. Pio Istituto Pavoni, Brescia

Pigliacampo R., *Psicopedagogia del bambino sordo*, Quattroventi, Urbino, 1991

Pigliacampo R., *Lettera ad una logopedista, Dalla parte del bambino sordo,* Kappa, Roma, 1996

Pigliacampo R., *Il genio negato. Giacomo Carbonieri,* Cantagalli, Siena, 2001

Pinna P., Pagliari Rampelli L., Rossini P. e Volterra V., "Testimonianze scritte e non scritte di un Istituto per i sordi a Roma" in Porcari Li Destri, G. e Volterra V. (a cura di), *Passato e Presente: uno sguardo sull'educazione dei sordi in Italia*, Gnocchi, Napoli, 1995

Pizzuto E. "Comunicazione multimodale e multidimensionale: l'esempio emblematico delle lingue dei segni" in Cosi P. e Magno Caldognetto E. (a cura di), *Multimodalità e Multimedialità nella Comunicazione - Atti del Convegno Nazionale* - XI Giornate di Studio Gruppo di Fonetica Sperimentale, Vol. XXVIII. Unipress, Padova, 2001, pp. 99-104

Pizzuto E. e Caselli M.C., "L'acquisizione della morfologia flessiva nel linguaggio spontaneo: evidenza per modelli innatisti o cognitivisti?" in Cresti E. e Moneglia M. (a cura di), *Ricerche sull'acquisizione dell'italiano*, Bulzoni, Roma, 1993

Pizzuto E., Corazza S., Cameracanna E., "Morfologia dei nomi e classificatori nella Lingua dei segni italiana (LIS)" in Caselli M.C. e Corazza S., *LIS Studi, esperienze e ricerche sulla lingua dei segni in Italia*, Del Cerro, Tirrenia (Pisa), 1997, pp. 34-41

Pizzuto E., Rossini P., Russo T. "Representing Signed Languages in Written Form: Questions that Need to be Passed" in Vettori C. (ed), *W15 2nd Workshop on the Representation and Processing of Sign Languages: lexucographic Matters and Didactic Scenarios*, Genova, 28 Maggio, LREC, Genova, 2006, pp. 1-6

Pizzuto E. e Volterra V., Boyes Braem P., "Come i sordi e gli udenti stranieri capiscono i segni della LIS", *L'Educazione dei sordi*, 1, 1998, pp. 45-60

Pontecorvo C. e Fabbretti D., "Apprendere un sistema di scrittura, apprendere una lingua scritta" in Pontecorvo C. (a cura di), *Manuale di psicologia dell'educazione*, Il Mulino, Bologna, 1999, pp. 173-194

Porcari Li Destri G. e Fellow E.C., *L'integrazione degli studenti sordi nelle università*, Relazione finale, Università di Bristol, Bristol, 1994

Porcari Li Destri G., "Istruzione universitaria e sordità: l'esperienza inglese", *L'educazione dei sordi*! 1996, pp. 5-22

Porcari Li Destri G. e Volterra V. (a cura di), *Passato e presente. Uno sguardo sull'educazione dei sordi in Italia*, Gnocchi, Napoli, 1995

Porcari Li Destri G. (a cura di), *Bibliografia e note informative dei materiali per l'attività scolastica*, Ente Nazionale Sordomuti Centro Documentazione V. Ieralla, Roma, 1998

Pratella Monastra M., "La LIS su CS-interattivo", *L'educazione dei Sordi*, 1, 1998, pp. 14-18

Provincia di Brescia - Assessorato ai servizi sociali, *Il percorso dipanato. Guida alle risorse messe in campo per la disabilità uditiva*, Brescia, 1999

Provincia di Genova (a cura di), *Occhi per capire. Sordità e Salute Mentale. Atti del Convegno*, Genova, 1995

Preto E. "La scuola materna di Cossato" in Maragna S., Marziale B. e Zatini F. (a cura di), *Atti. Giornata di studio con i Direttori Generali Regionali del M.I.U.R.*, 23 e 24 gennaio 2002, pp. 50-58

Puglielli A.M., Somma A., Tomasselli G., Vecchietti A., Raffaelli F. e Zuccotti L. (1997), "Un'esperienza di bilinguismo in una scuola materna" in

Caselli M.C. e Corazza S. (a cura di), *LIS. Studi, esperienze e ricerche sulla Lingua dei Segni in Italia*, Del Cerro, Tirrenia (Pisa), 1997

Punzi I., "La comprensione di storie" in Pontecorvo C., Tassinari G. e Camaioni L. (a cura di), *Continuità educativa dai quattro agli otto anni*, La Nuova Italia, Firenze, 1990

Radutzky E., "Cenni storici sull'educazione dei sordi e la lingua dei segni" in Radutzky E. (a cura di), *Dizionario bilungue elementare della Lingua Italiana dei segni*, Edizioni Kappa, Roma, 2000

Radutzky E., "Cenni storici sull'educazione dei sordi in Italia dall'antichità alla fine del Settecento" in Porcari Li Destri G. e Volterra V. (a cura di), *Passato e Presente: uno sguardo sull'educazione dei sordi in Italia*, Gnocchi, Napoli, 1995

Regolo D. (a cura di), *Donne sorde: nove storie di emarginazione e di riscatto*, Edizioni Cantagalli, Siena, 2005

Rinaldi P., "Lo sviluppo dei bambini sordi in età prescolare. Valutazione delle abilità e percorsi riabilitativi", *Tesi di Dottorato* in Scienze Cognitive, Riabilitazione ed Apprendimento (Ciclo XIX), Università LUMSA, Roma, 2005/2006

Ripamonti I., *Storie ad incastro*, Edizioni Nuovo librogioco, Milano 1991, distributore Mursia

Ripamonti I., *Sperimentazione sull'impiego del programma Logo-grafica nell'ambito dell'intervento multidisciplinare con il bambino sordo nel secondo ciclo della scuola elementare, I Care*, 1991, pp. 26-32

Rossi D., *Il mondo delle cose senza nome*, Fazi editore, Roma, 2004

Rossini A., "Insegnante di sostegno-interprete-adulto sordo. Tre figure professionali nella scuola" 2000 in Bagnara C., Chiappini P., Conte M.P. e Ott M. (a cura di), *Viaggio nella città invisibile. Atti del 2° Convegno nazionale sulla Lingua Italiana dei Segni*, Genova, 25-27 settembre 1998, Edizioni del Cerro, Pisa, pp. 218-221

Rossini P., Capirci O., Cattani A. e Albertoni A., "Insegnare la LIS ai bambini udenti" in Caselli M.C. e Corazza S. (a cura di), *LIS. Studi, esperienze e ricerche sulla Lingua dei Segni in Italia*, Del Cerro, Tirrenia (Pisa), 1997

Rossini P., Reilly J., Fabbretti D.,Volterra V; Aspetti non manuali nelle narrazioni LIS 2000 in Bagnara C., Chiappini P., Conte M.P. e Ott M. (a cura di), *Viaggio nella città invisibile. Atti del 2° Convegno nazionale sulla Lingua Italiana dei Segni.*, Genova, 25-27 settembre 1998, Edizioni del Cerro, Pisa, pp. 112-119

Rossini P. e Vasta R., "L'assistente alla comunicazione (L.104/92): l'esperienza del laboratorio linguistico" in Bisacchi V., Forte L. C. e Maragna, S. (a cura di), *Sordità, Tecnologie e Lingua dei Segni. Nuovi prodotti multimediali per bambini e adulti sordi.* ISSR, Roma, 2003, pp. 35-51

Russo Cardone T. e Volterra V., *Le lingue dei segni*, Carocci, Roma, 2007

Sacks O., *Vedere voci. Un viaggio nel mondo dei sordi*, Adelphi, Milano, 1991

Sala R., "L'interprete di lingua dei segni: orecchio per i sordi e voce per gli udenti", *Tesi di Laurea*, Università degli studi di Padova, Facoltà di Scienze Politiche, 2004/2005 (Prof. D. Sacchetto)

Sansoni M.C. e Fabbri, F., "Un progetto bilingue per l'educazione bilingue" in Caselli M.C. e Corazza S. (a cura di), *LIS. Studi, esperienze e ricerche sulla lingua dei Segni in Italia*, Atti del 1° Convegno Nazionale sulla Lingua dei Segni., Trieste, 13-15 ottobre 1995, Del Cerro, Tirrenia (Pisa), 1997 pp. 152-159

Sansoni M. e Gaggiotti M. "Lingua dei Segni nella scuola media inferiore: racconto di un'esperienza", 2000 in C. Bagnara, Chiappini P., Conte M.P. e Ott M. (a cura di), *Viaggio nella città invisibile. Atti del 2° Convegno nazionale sulla Lingua Italiana dei Segni*, Genova, 25-27 settembre 1998, Edizioni del Cerro, Pisa, pp. 272-279

Scorda M., *L'invalidità civile nella vigente legislazione*, ANMIC, Roma, 1997

Stella G. e Pippo J., *Le difficoltà di apprendimento della lettura e della scrittura*, Edizioni Moderne, Padova, 1987

Stimamiglio L., "La lettura nell'educazione del sordo", *Atti Incontro Nazionale AIES*, Sassari, 1991

Stevens H., *Una sintesi delle relazioni finali dei comitati nazionali*, Ente Nazionale Sordomuti Centro Documentazione V. Ieralla, Roma, 1997

Stokoe W. e Volterra V., SLR '83: *Sign Language Research*, Istituto di Psicologia del C.N.R, Roma, 1985

Tavassi M. (a cura di), *Codice delle invalidità civili*, Pirola, Milano, 1990

Teruggi L. A. (a cura di), *Una scuola, due lingue. L'esperienza di bilinguismo della scuola dell'Infanzia ed Elementare di Cossato*, Franco Angeli, Milano, 2003

Toccacelli D. e Radutzky E. "Uso della LIS nel percorso educativo di una bambina sordocieca dalla nascita", 1997 in Caselli M.C. e Corazza S. (a cura di), *LIS. Studi, esperienze e ricerche sulla lingua dei Segni in Italia. Atti del 1° Convegno Nazionale sulla Lingua dei Segni*, Trieste 13-15 ottobre 1995, pp. 182-187

Tomassini R., *Echi dal silenzio. L'adolescenza nelle famiglie con figli sordi*, Meltemi Editore, Roma, 1999

Tomasuolo E, "La valutazione delle abilità linguistiche in bambini e ragazzi sordi", *Tesi diDottorato di Ricerca*, Università degli Studi di Roma 'La Sapienza', Facoltà di Psicologia, Dipartimentodi Psicologia dei Processi di Sviluppo e Socializzazione, 2005/2006

Vasta R, "L'assistente alla comunicazione entra nelle scuole. Riflessioni su un'esperienza personale", *La voce silenziosa dell'Istituto dei Sordomuti di Torino*, n. 22, anno VII, 2003, pp. 55-60

Vitale V., "L'educazione bilingue: italiano parlato e scritto e lingua dei segni" in Maragna S., Marziale B. e Zatini F. (a cura di), *Atti. Giornata di studio con i Direttori Generali Regionali del M.I.U.R.*, Roma, 23 e 24 Gennaio 2002, Ente Nazionale Sordomuti, Roma, pp. 27-29

Volterra V. (a cura di), *I segni come parole*, Boringhieri, Torino, 1981

Volterra V. (a cura di), *Educazione bilingue e bimodale nel bambino sordo, Nucleo monotematico*, Età evolutiva, 20, 1985, pp. 55-109

Volterra V. (a cura di), *La Lingua italiana dei segni. La comunicazione visivo-gestuale dei sordi*, Il Mulino, Bologna, 2004

Volterra V., *Gli insegnanti sordi nell'educazione: passato, presente e futuro. L'educazione dei sordi*, 1, 1992, pp. 46-51

Volterra V., "Istruzioni superiore e ricercatori sordi. Esperienze di un ventennio" in *Atti del Convegno "L'educazione superiore dei sordi" Scuola secondaria e Università*, Brescia, 19/20 febbraio 2000, Università degli Studi di Brescia, Facoltà di Ingegneria, Pio Istituto Pavoni, Brescia, pp. 21-26

Volterra V., Pace C. e Caselli M.C., "Come usare le nuove tecnologie con i bambini sordi" in Garito M.A. (a cura di), *Atti del Convegno Multimedia and distance learning for science and technology*, Garamond, Roma, 1995

Volterra V. e Porcari Li Destri G., *Conoscere la sordità. La bibliografia*, Ente Nazionale Sordomuti Centro Documentazione V. Ieralla, Roma, 1998

Volterra V., Pizzuto E. e Corazza S. "Caratteristiche linguistiche e socio-culturali della Lingua dei Segni Italiana (LIS)", *Saggi Child Development and Disabilities*, Vol. XXIX, 1, 2003, pp. 55-63

Wilson B., *Future development of cochlear implant*, The Third European Symposium on Paediatric Cochlear Implantation, Parigi, 1996

Zaghis A., "Impianto cocleare: componenti, funzionamento e tipologia" in De Filippis A., *L'impianto cocleare in età pediatrica*, Masson, Milano, 1997

Zatini F., *Storia delle fondazioni dei complessi scolastici per non udenti*, Centro documentazione non udenti, Firenze, 1991

Zatini F. (a cura di), *Di tutto e di tutti circa il mondo della sordità (Enciclopedia)*, Offset System, Firenze, 1993

Zatini F., "Storia degli istituti per sordomuti in Italia" in Porcari Li Destri, G. e Volterra V. (a cura di), *Passato e Presente: uno sguardo sull'educazione dei sordi in Italia*, Gnocchi, Napoli, 1995

Zatini F., *I 60 anni di lavoro del presidente più amato dai "silenti italiani" Vittorio Ieralla*, Ente Nazionale Sordomuti, Roma, 1998

Zuccalà A. (a cura di), *Cultura del gesto cultura della parola*, Meltemi, Roma, 1996

Zuccalà A., "Antropologia e sordità: nascita di un campo di studi". *La ricerca folkloristica*, n. 38, Grafo Edizioni, 1999, pp. 125-128

Audiovisivi:

RAI3, *Il cervello dell'uomo*. La Lingua dei segni. Programma di Loredana Dordi (si può richiedere all'ISTC -CNR.), 1990

RAI3 - DSE, *Il computer al servizio dei bamibini sordi*. Regia di Marinetta Di Ciaula (si può richiedere all'ISTC -CNR), 1992

Albonetti, G. e Pizzuto, E., (a cura di), *Videoatti della Giornata di Studio: Linguaggio e sordità*, ISTC -CNR, Roma, 1991

Caselli M.C., Corazz S., Volterra V., "Linguaggio e sordità" (Videolibro in 7 cassette), *Il mondo dei segni*. Periodico audiovisivo per i sordi e gli udenti, Fabula, Milano, 1998

"La lingua dei segni nel mondo e nella storia", in *Il mondo dei segni*, periodico audiovisivo per i sordi e gli udenti, n. 2, Fabula, Milano, 1995

"Trieste 1995: 1° Convegno Nazionale LIS", *Il mondo dei segni*. Periodico audiovisivo per i Sordi e gli udenti, 3, Fabula, Milano 1996.

"La LIS e la cultura", *Il Mondo dei segni*. Periodico audiovisivo per i sordi e gli udenti, 4, Fabula, Milano, 1998

Valli C., *Linguistica e poetica della lingua dei segni*, Orgoglio sordo, Milano, 1995

Parole e Segni nell'educazione dei bambini sordi. Istituto Statale Sordomuti di Roma , 2006 (in versione DVD) (v. www.istitutosordiroma.it sezione materiale utile)

Per altre informazioni e materiale consultare il sito www.mediavisuale.it

Per la bibliografia sulla Lingua dei segni italiana consultare il sito www.istc.cnr.it/mostralis/docs/biblis.pdf

Finito di stampare nel mese di ottobre 2018
presso LegoDigit S.r.l., Lavis (Trento)